尤昭玲

中医调治

U0214480

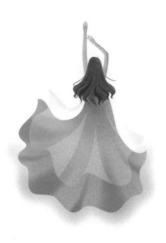

主编　尤昭玲　周俊兰　熊　桀

SPM 南方传媒 | 广东科技出版社
全国优秀出版社

· 广　州 ·

图书在版编目（CIP）数据

尤昭玲中医调治女人病 / 尤昭玲，周俊兰，熊桀主编. —广州：广东科技出版社，2022.9

ISBN 978-7-5359-7884-4

Ⅰ．①尤…　Ⅱ．①周…　②熊…　Ⅲ．①中医妇科学　Ⅳ.①R271.1

中国版本图书馆CIP数据核字（2022）第108674号

尤昭玲中医调治女人病
You Zhaoling Zhongyi Tiaozhi Nüren Bing

出 版 人：严奉强

责任编辑：方　敏

责任校对：高锡全

内文排版：友间文化

封面设计：彭　力

责任印制：彭海波

出版发行：广东科技出版社

　　　　　（广州市环市东路水荫路11号　邮政编码：510075）

销售热线：020-37607413

http://www.gdstp.com.cn

E-mail：gdkjbw@nfcb.com.cn

经　　销：广东新华发行集团股份有限公司

印　　刷：广州市东盛彩印有限公司

　　　　　（广州市增城区新塘镇太平洋工业区十路2号　邮政编码：510700）

规　　格：787 mm×1 092 mm　1/16　印张10.75　字数215千

版　　次：2022年9月第1版

　　　　　2022年9月第1次印刷

定　　价：50.00元

编 委 会

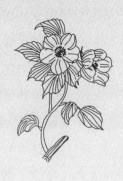

尤昭玲教授简介

　　尤昭玲，女，全国名中医（第二届），享受国务院政府特殊津贴专家，第四批全国老中医药专家学术经验继承工作指导老师，中华中医药学会第二届全国妇科名医、首席健康科普专家。现任湖南中医药大学第一附属医院主任医师、妇科二级教授（医院终身教授）、博士生导师，兼任世界中医药学会联合会妇科专业委员会会长、世界中医药学会联合会生殖医学专业委员会名誉会长、中华中医药学会妇科专业委员会名誉主任委员、中国中医药信息学会妇幼健康分会名誉会长等职。

　　主持国家及省部级重大科研项目8项，获国家及省部级科技进步奖9项。发表学术论文300余篇，主编学术著作18部，是国家规划教材《中西医结合妇产科学》主编、《中医妇科学》副主编。指导并培养博士后9人、博士生61人、硕士生92人，指导国家名中医继承学徒2人，名师带徒27人。在不孕症、体外受精-胚胎移植（IVF-ET）辅助治疗、卵巢早衰、多囊卵巢综合征、宫腔粘连、假腔、内分泌失调等妇产科疑难病症的诊治上有丰富的临床经验和极高的学术造诣。

内容简介

本书共分为4篇。

"女性身体特征与体质自测"篇，阐述了女人如花似水及以血为本、以肾为根、情绪多变、易感风寒热湿的身体特点，并教给女性朋友体质自测的方法。

"不同体质女性的中医调养"篇、"女性常见病症的中医调治"篇，分别介绍了女性9种体质及兼夹体质的中医调养方法、20多种女性常见疾病的中医调治方法。

"焕发女人风采的密钥"篇，阐述了良好睡眠、科学膳食、健身运动、爱的交互、舒缓压力对女性健康的重要性。

全书内容条理清晰，方法实用有效，阐述细致入微，衷心希望女性朋友通过阅读本书能找回如花似水的人生。

前 言

　　爱家庭、爱工作、爱自己，绝大多数女性在生活中是这样排序的。很多中老年女性，她们一生勤勤恳恳地为家人奉献，却从未享受过生活的乐趣。每天忙完工作忙家务，一辈子都在为别人而活，即使生病了也顾不上去医院，久而之，把自己的身体拖垮了，后半生一直生活在病症痛苦不堪的折磨中，抱怨不休。年轻的白领女性生活得也不轻松，房子要还贷，车子要保养，孩子要抚养，怎么办？她们只能拼命工作，拼命赚钱，透支体力，透支健康。出于种种原因，女性常常疏忽自己的健康，忽略疾病的"预警信号"。"冰冻三尺，非一日之寒"，许多疾病并非从天而降。疾病来临之前，总会有这样那样的"预警信号"，比如腹痛、腰酸、月经不调、白带异常等，如果女性在接收到"预警信号"后，能及时就医，查明原因，治疗疾病，调理身体，改变不利于健康的生活方式，那么一般都可以重新回到健康轨道。

　　那么，能不能把"爱自己"放在第一位呢？当然可以！"爱自己，是终生浪漫的开始"，只有先爱自己，保持身体健康和心情愉悦，才有充沛的精力应对平凡生活中的琐事，优雅地处理生活中的一地鸡毛。唯有爱自己，才能把快乐掌握在自己手里。主张女人关爱自己，并非反对女人付出。事实上，凡心中有爱的女人，尤其是组建了家庭的女人，爱家人从来都是情不自禁的。真爱可贵，无论付出爱还是被爱，都是人生财富，值得珍惜。

《尤昭玲中医调治女人病》是中华中医药学会首席健康科普专家尤昭玲教授献给女性朋友的一份礼物。本书旨在帮助女性朋友认识自己的体质特征，指导女性朋友日常进行个性化保养；告诉女性朋友出现疾病后如何配合医师，通过日常饮食、中医中药调理等方法，使自己尽快康复；提醒女性朋友重视睡眠、运动、补充营养等。我们相信，这些方法是众多女性朋友成为健康、有气质、幸福女人的好方法。但本书更加重视的是健康理念，而非一方一法。

尤昭玲教授形容自己是"为女人而生的女人"，她秉性刚直，内心却极其柔软，对待患者皆如至亲，把每一位女性朋友都比作"如花的女人"。她学贯中西，诊疗疾病视角独特，遣方用药与众不同，功效非凡；她传授妇科疾病的预防、调养之法，不求虚名，但求实用有效。本书包含了尤昭玲教授40余年来治病、调病的经验，体现了她对女人健康细心呵护的赤诚之心。

祝愿天下女人一生健康、平安！

周俊兰　熊　桀
湖南中医药大学

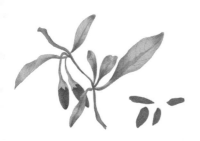

目　录

Part One

第一篇
女人身体特征与体质自测

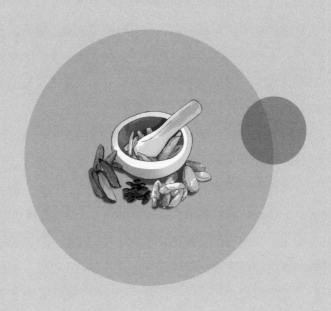

尤昭玲
中医调治女人病

You Zhaoling
Zhongyi
Tiaozhi
Nüren Bing

002

常言道：女人如花似水。短短六个字既道出了女人如花一般娇艳的一生，又道尽了女人似水一般温柔的特点，众多文学作品也不乏用"温柔""甜美"等词来对女性进行描绘。而尤昭玲教授关注并根植于妇科领域40余年，对女性的一生有特殊的理解，并通过长期的临证探索及总结，对女性的常见病、多发病提出了极具特色的观点。

让我们跟随尤昭玲教授一起来解读女人如花似水的一生。

一、女人如花

关于女人如花般的一生，尤昭玲教授有这样一段精彩的描述：女人二十如桃花，鲜艳而夺目；三十似玫瑰，芬芳而迷人；四十若牡丹，成熟而大气；五十仿兰花，优雅而淡定从容；六十同棉花，温暖而柔软。不同的花，是女人一生中不同阶段和特点的象征；不同的花，更是不同女性的缩影；花开花落，既代表花的一生，也代表女性从青春期、育龄期进入围绝经期直至老年期的整个过程。花期虽短，却绚烂无比；花虽娇嫩，却迎风绽放；花虽不同，却终有凋零；花虽终有凋零，却留下无尽的美，让人如痴如醉。女人如花，花如女人，女人无论处于哪个年龄段，都应该成为一朵或鲜艳或迷人或大气或淡定或温暖的花，同时做一个赏花、懂花、爱花、护花之人，让花展尽其姿，芬芳长留。

为什么人们总爱把女人比作"花"？只因女人与花之间有着太多的相似之处：一方面，女人拥有花一般的美丽、多姿与芳香；另一方面，女人从含苞待放到绚丽盛开，再到悠然飘落，这一生，既绚烂多彩，让人痴迷，又娇艳欲滴，不堪摧折，女性在整个生命周期里，经历着由盛到衰的变化，这种变化，如花开花落一般。花虽美，却不堪摧折，须精心呵护，方能娇艳欲滴；同样，女人虽美，也经不住疾病的纠缠，须细心呵护，方能健康长久。现今社会，女性扮演的角色越来越多，肩负的责任也日益加重，工作、生活压力越来越大，焦虑、失眠、月经不调、痛经等困扰着大多数女性，严重影响了女性的生理和心理健康。忙碌的职业女性，其健康更如花般脆弱，需要细心呵护，方能成为一朵迎风绽放的女人花。是故女人的调养尤为重要，不仅要注意所处"花期""花季"的不同，更要避免盲目跟风，防止进入误区。要杜绝由于不分"花期""花季"，不因时、因地养护对女性健康造成的严重伤害。这就好比别人家的兰花要施钾肥，你家的玫瑰要施氮肥，但是你照葫芦画瓢，对玫瑰也施了钾肥，那么玫瑰非得打蔫儿不可。因此，要因花施养，因季施养，才能让花开得娇艳，谢得从容！

二、女人似水

水，天地之灵物也，流淌于自然之间，孕育生命，滋润万物。而女人也有浑然天成的灵气和清纯，也有孕育生命的希望和能力，更有柔韧的性格和不屈的毅力。水和女人带给世间的都是灵动和生机。因此，人们常说，女人似水，世界正是因为有了女人而分外美丽。

在中国几千年的文化传承中，火属阳，水属阴，男子为阳，女子为阴，水和女人同属阴。月经既是女人成熟的象征，又是女人青春的代名词，中医称女子每月一次的月经为"经水""月水"，称周身之循环血液为"血海"，称肾阴为"肾水"，更把女子月经病的发病归因于"血海空虚"与"肾水不足"等证候。可见，女人是水做的，女人的健康与水息息相关。

女人似水，健康是源。只有精心呵护健康，才能维护美丽的源头，巩固幸福的根基。

水，静时，深不可测；动时，可排山倒海。女人如何让"水"晶莹透彻，涓涓长流呢？首先，应以保"水"为前提，让血海满盈，让肾水充足。健康的生活习惯、生活方式是"保水"的根本，既不可过度劳累、过多出汗、有过多夜生活，以免消耗阴液，又要忌燥、热、寒、腻

尤昭玲
中医调治女人病

You Zhaoling
Zhongyi
Tiaozhi
Nüren Bing

004

的食物，以免伤"水"、损身。

时间如水一样流走，女性在承担多重社会职责时，也在慢慢透支着健康。在如今快节奏的生活及激烈的社会竞争之下，女性的生活压力越来越大，健康问题不断涌现。当女性健康受到严重威胁时，如何保持健康，成为每位女性亟待解决的问题。

三、女人以血为本

女性一生因月经、妊娠、分娩、哺乳等特殊生理阶段而数伤于血，导致在生理上常表现出"有余于气，不足于血"的特点，故有"女子以血为本""守得一分血，就能留住一分青春"之说。

女人气血充足时，主要表现为：皮肤白里透红，润泽而富有弹性，且无皱纹、无色斑；头发乌黑、浓密、柔顺；手指指腹饱满，肉多有弹性；手脚一年四季温暖；入睡快、睡眠沉，呼吸均匀，可一觉睡到自然醒；性情温婉，不急不怒；精力充沛，记忆力强；房事和顺如意；月经周期规律，月经色红、量适中。

女性因血而病时，不仅可表现为月经稀发、闭经、月经量少、白带量少、外阴及阴道干涩、性欲下降、不孕、流产、胎萎不长、妊娠腹痛、缺乳、阴痒等妇科疾病的特有证候，而且常可见面色萎黄或淡白、皮肤瘀斑、舌质淡、头晕眼花、四肢麻痹等表现。

因血为女之本，女常血不足，故女性平日应注重补血养血，遵循"药补不如食补""依体质特性进补"的原则，注重饮食调理，以食养血，同时注重生活习惯的调整，勿过度劳累、熬夜，勿过食辛辣、燥热的食物，以免阴血耗伤而伤其本。

因此，在食物方面，可尽量选择药食两用之品，如龙眼、荔枝、大枣、赤小豆、红皮花生、山药、莲子等，以达养血补血之效。

此外，女性血病，可因夹热、夹寒、夹瘀之不同，或是因病变所涉及的脏腑位置不同，而调治方法迥异。血病的调理和治疗应据"因"而变，原则上宜调、宜理，但切忌使用辛温燥血、耗血动血的食品和药品，以防伤血之本；可适当用补，但绝不可一概以药、膏进补，以防无端变生他疾。

四、女人以肾为根

肾藏精，精化气，肾之精气是维持女性机体阴阳平衡的根。

肾主生殖，主胞宫，主水；肾脑相通，肝肾同源，脾肾相资，心肾相济，肺肾共司脉气，所以肾是生精、化气、生血的根本，也是生长、生育、生殖的根本。肾是藏精之处、施精之所，女性的生理过程无一不与肾相关。

《黄帝内经》以七岁为一个生理年龄段，论述了肾在不同年龄时期对女性健康的影响："女子七岁，肾气盛，齿更发长；二七而天癸至……月事以时下，故有子；三七，肾气平均……四七……身体盛壮；五七，阳明脉衰，面始焦，发始堕；六七，三阳脉衰于上，面皆焦，发始白；七七……天癸竭，地道不通，故形坏而无子也。"

可见，肾中精气，主宰着女性生长、发育、衰老的整个生理过程，其衰退的程度决定了女性在一生中由青春期过渡到老年期所需的时间，故女性由盛到衰的一生，实际上就是肾中精气不断衰败的外在表现。

中医理论认为，肾主生殖，肾中精气旺盛，则脏腑得以濡养，冲任相资；胞宫、胞脉满溢，则经水按月而潮。从现代医学的角度来看，中医理论中所描述的"肾-天癸-胞宫-胞脉"对月经的调控作用，与"下丘脑-垂体-卵巢-子宫"对月经的调控作用相一致。现代研究表明，卵巢在女性的一生中扮演着极其重要的角色，不仅肩负着生育的重任，而且是女性维持第二性征的重要器官，故卵巢功能的强弱，是评价女性生理、生殖功能好坏的重要指标。人存在于自然界中，其生理功能必然与

尤昭玲
中医调治女人病

You Zhaoling
Zhongyi
Tiaozhi
Nüren Bing

006

自然界的发展规律相一致，就好比一年分四季，春、夏、秋、冬各不相同。花有一生，从含苞待放到竞相绽放，从娇艳欲滴到悠然飘落，这是一个必然的过程。同样，女性的一生，也是一个如花般由盛到衰的过程："二七而天癸至"时肾中精气旺盛，女性卵巢功能开始逐渐走向成熟；"三七""四七"时，肾气充足，卵巢功能变得强盛；"五七"即女性35岁时，卵巢储备功能直线下降，此阶段卵母细胞的数量加速减少，质量衰退，37岁时卵泡加快闭锁，38岁时卵子数量显著减退。由于肾中精气之盛衰决定了女性卵巢功能的强弱，故注重肾的保养就是助卵护巢。

常用助卵护巢之品包括核桃仁、黑芝麻、黄豆、黑豆、石斛、莲子、何首乌、山药、桑椹、菟丝子、甲鱼、乌龟、墨鱼、河虾、鸽肉、鹌鹑肉及蛋等。

由于肾主生殖，肾中精气之盛衰，与女性的生理及病理问题息息相关。女性因肾而病时，常表现为初潮迟、月经量少而色黯、排卵期出血、闭经、断经早、双乳萎小、子宫小而宫内膜薄、白带量多清稀或少而干涩、不孕、性欲减退、先兆流产、习惯性流产、子宫脱垂等妇科特有的病症，或伴有面色晦暗、眼周发黑、腰膝酸软、头晕耳鸣、足跟痛、五心烦热、夜尿频数、脱发、舌质红体瘦或舌暗淡体厚等外在特征。

女性患肾病时，常有阴阳虚实、虚实夹杂之分，多与心、肝、脾、肺相关。故调理和治疗时应谨记，脏病、腑病、久病、大病，穷必及肾，务必厘清孰脏孰腑和寒热虚实，识别病变的前因后果，再进行调理和治疗。切勿滥用补肾壮阳之食品、膏方、药物等。

肾为阴阳水火之宅，肾中阴阳相互依存、相互制约，使女性体内阴阳之平衡得以维系，生理功能得以正常发挥；肾病的调理和治疗应滋阴平阳，助阳谐阴，以"和"为贵，切勿过度使用燥补、滋腻之品。

五、女人情绪多变

女性特殊的内分泌系统，以及女性每月一次的月经，使得女性的情绪更容易波动。一旦外部环境发生变化或有突发事件出现，女性更容易受其影响，产生情志变化，这种情志变化主要表现为以下七种：喜、怒、忧、思、悲、恐、惊。无论属于哪一种，女性都会因这种突如其来的情志变化而出现内分泌系统的迅速改变，使身体处于一种应激状态，长此以往，对身体造成极大伤害。

正常情况下，女性激素水平按月呈周期性变化，这种变化也会导致女性在情绪方面出现周期性变化。故无论是皇后还是农妇，所有女人在激素面前一律平等；大到健康状况，小到每天的心境，都与它密切相关。上半个月还温柔贤淑的她，很可能下半个月就看什么都不顺眼，心烦意乱、出口伤人……就这样重复着从天使到魔鬼的变化，让人不解。所以，女性更需要被加倍呵护，以实现健康永伴。

当然，从另外一个角度来讲，七情也并非完全不好，人和动物的最大区别就在于人是有感情的，适度的七情，能抒发情感，有益健康。七情太过，超出身体抗御和调节的范围，或因女性自身适应能力、自我调节能力相对低下，不能承受外界的刺激，或对外界的刺激反应过于灵敏，则会导致身体长期处于紧张状态，激素分泌毫无规律，从而引发妇科疾病。故女性应尤其注重情志方面的自我调节，学会舒缓压力，让自己始终保持良好的心境。

六、女人易感风寒热湿

风、寒、暑（热）、湿、燥、火六气本是自然界万物生长发育的基本条件，如六气反常，则会成为致病的六淫邪气。其中，风为百病之长，风邪为病，寒、热、湿常依风而附，合而入侵，夹杂致病，缠结而

尤昭玲
中医调治女人病

You Zhaoling
Zhongyi
Tiaozhi
Nüren Bing

008

病。女性在经期、孕时、产后等特殊生理时期，腠理疏松，经脉运行有别，血室正开，尤应加以调护，特别要注意面、颈、乳、腹、阴、手、足等敏感部位的呵护。

风、寒、热、湿四邪致病有外感和内生的区别。女性注重防御自然界的风、寒、热、湿还不够，还必须从情绪、饮食等方面调养脏腑，避免内生的风、寒、热、湿伤害身体。

七、女性体质自测

在生活中常常遇到这样的事：有的女生晚上和朋友们一起吃火锅，第二天脸上就长出了痘，那么多人都吃火锅，可能只有她一个人长痘；夏天在办公室开空调，有的女生希望温度调高一点，有的女生却希望调低一点；冰箱里的东西，有的女生拿出来就吃，说是只有这样才爽，可有的女生吃了就要拉肚子……为什么会出现这些情况？这是因为人与人之间存在体质差异。每个人对外界条件变化的感受程度和反应程度不一样，因此，保养方法也应该不同，要做到因人而异、因时而异、因地而异。

中医对体质的研究由来已久，可以追溯到《黄帝内经》时期。中医认为体质是在人体生长发展过程中，在先天禀赋和后天获得的基础上形成的形态结构、生理功能和心理状态方面综合、相对稳定的固有特质。也就是说，从精子、卵子结合的那一刻开始，体质就有了差异，此后体质还受到成长经历、生活起居、饮食偏好、社会环境、工作因素等综合因素的影响。俗话说：一方水土养一方人。在日常生活中，很容易看到，不同地域的人有明显的地域差异，如：南方人皮肤细嫩，体型娇小玲珑，十指纤纤，性格相对温柔恬静；北方人皮肤粗糙，体型高大魁梧，肌肉发达，腠理紧实，性格相对外向活泼。但这不是绝对的。南方人中也有威猛或者高挑、性格泼辣的，北方人中也有娇小、细心温柔、安静内向的。所以说，人的体质，既有明显的群体趋同性，又具有个体差异性，因此，中国工程院院士、中医体质学创立者王琦教授带领他的团队潜心研究调查数十年，收集了大量不同个体所具有的特色症状，按照一定标准，运用科学的方法，对不同个体表现出来的症状进行分类、整理，最终将体质划分为九种基本类型。

女人体质也按此分为九种：一种平和，八种偏颇。弄清楚自己属于什么体质类型，理解为什么会形成这样的体质，自然就能知道如何根据自己的体质情况进行养生保健，从而再也不会为养生而发愁、抓狂！

您属于哪一种？让我们一起来测试一下吧！

A型：平和体质（健康派），精力充沛，健康乐观

	没有 （1分）	很少 （2分）	有时 （3分）	常常 （4分）	总是 （5分）
1. 您精力充沛吗？	☐	☐	☐	☐	☐
2. 您容易疲乏吗？	☐	☐	☐	☐	☐
3. 您说话声音低弱无力吗？	☐	☐	☐	☐	☐
4. 您感到闷闷不乐、情绪低沉吗？	☐	☐	☐	☐	☐
5. 您比一般人耐受不了寒冷（冬天的寒冷，夏天的空调、电扇等）吗？	☐	☐	☐	☐	☐
6. 您能适应外界自然环境和社会环境的变化吗？	☐	☐	☐	☐	☐
7. 您容易失眠吗？	☐	☐	☐	☐	☐
8. 您容易忘事（健忘）吗？	☐	☐	☐	☐	☐

得分≥21时，平和体质；21>得分>19，倾向于平和体质

尤昭玲

中医调治女人病

You Zhaoling
Zhongyi
Tiaozhi
Nüren Bing

010

B 型：阳虚体质（怕冷派），手脚发凉，身体怕冷

	没有 （1分）	很少 （2分）	有时 （3分）	常常 （4分）	总是 （5分）
1. 您手脚发凉吗？	☐	☐	☐	☐	☐
2. 您胃脘部、背部或腰膝部怕冷吗？	☐	☐	☐	☐	☐
3. 您感到怕冷、衣服比别人穿得多吗？	☐	☐	☐	☐	☐
4. 您冬天怕冷，夏天不喜欢吹电扇、空调吗？	☐	☐	☐	☐	☐
5. 您比别人更容易患感冒吗？	☐	☐	☐	☐	☐
6. 您怕吃（喝）凉的东西或吃（喝）凉的会感到不舒服吗？	☐	☐	☐	☐	☐
7. 您受凉或吃（喝）凉的东西后，容易腹泻、拉肚子吗？	☐	☐	☐	☐	☐

得分≥18时，阳虚体质；18＞得分＞15，倾向于阳虚体质

C 型：阴虚体质（缺水派），手心发热，阴虚火旺

	没有 （1分）	很少 （2分）	有时 （3分）	常常 （4分）	总是 （5分）
1. 您感到手心、脚心发热吗？	☐	☐	☐	☐	☐
2. 您感觉身体、脸上发热吗？	☐	☐	☐	☐	☐
3. 您皮肤或口唇干吗？	☐	☐	☐	☐	☐
4. 您口唇的颜色比一般人红吗？	☐	☐	☐	☐	☐
5. 您容易便秘或大便干燥吗？	☐	☐	☐	☐	☐
6. 您面部两颧潮红或偏红吗？	☐	☐	☐	☐	☐
7. 您感到眼睛干涩吗？	☐	☐	☐	☐	☐
8. 您感到口干咽燥、总想喝水吗？	☐	☐	☐	☐	☐

得分≥21时，阴虚体质；21＞得分＞17，倾向于阴虚体质

D 型：气虚体质（气短派），气短少力，容易疲乏

	没有 （1分）	很少 （2分）	有时 （3分）	常常 （4分）	总是 （5分）
1. 您容易疲乏吗？	□	□	□	□	□
2. 您容易气短（呼吸短促，接不上气）吗？	□	□	□	□	□
3. 您容易心慌吗？	□	□	□	□	□
4. 您容易头晕或站起时晕眩吗？	□	□	□	□	□
5. 您比别人更容易感冒吗？	□	□	□	□	□
6. 您喜欢安静、懒得说话吗？	□	□	□	□	□
7. 您说话声音低弱无力吗？	□	□	□	□	□
8. 您活动量稍大就容易出虚汗吗？	□	□	□	□	□

得分≥21时，气虚体质；21＞得分＞17，倾向于气虚体质

E 型：痰湿体质（痰派），身体肥胖，大腹便便

	没有 （1分）	很少 （2分）	有时 （3分）	常常 （4分）	总是 （5分）
1. 您感到胸闷或腹部胀满吗？	□	□	□	□	□
2. 您感到身体沉重、不轻松或不爽快吗？	□	□	□	□	□
3. 您腹部肥满松软吗？	□	□	□	□	□
4. 您有额部油脂分泌过多的现象吗？	□	□	□	□	□
5. 您上眼睑比别人肿（上眼睑有轻微隆起的现象）吗？	□	□	□	□	□
6. 您嘴里有黏黏的感觉吗？	□	□	□	□	□
7. 您平时痰多，特别是感到咽喉部总有痰堵着吗？	□	□	□	□	□
8. 您舌苔厚腻或有舌苔很厚的感觉吗？	□	□	□	□	□

得分≥21时，痰湿体质；21＞得分＞17，倾向于痰湿体质

尤昭玲
中医调治女人病

You Zhaoling
Zhongyi
Tiaozhi
Nüren Bing

F 型：湿热体质（长痘派），面色油腻，长痘长疮

	没有 （1分）	很少 （2分）	有时 （3分）	常常 （4分）	总是 （5分）
1. 您面部或鼻部有油腻感或者油亮发光吗？	□	□	□	□	□
2. 您脸上容易生痤疮或皮肤上容易生疮疖吗？	□	□	□	□	□
3. 您感到口苦或嘴里有异味吗？	□	□	□	□	□
4. 您有大便黏滞不爽、解不尽的感觉吗？	□	□	□	□	□
5. 您小便时尿道是否有发热感，尿色浓（深）吗？	□	□	□	□	□
6. 您带下色黄（白带颜色发黄）吗？	□	□	□	□	□

得分≥18时，湿热体质；18＞得分＞13，倾向于湿热体质

G 型：血瘀体质（长斑派），面色晦暗，脸上长斑

	没有 （1分）	很少 （2分）	有时 （3分）	常常 （4分）	总是 （5分）
1. 您的皮肤会在不知不觉中出现青紫瘀斑（皮下出血）吗？	□	□	□	□	□
2. 您的两颧有细微血丝吗？	□	□	□	□	□
3. 您身体上有疼痛吗？	□	□	□	□	□
4. 您面色晦暗或容易出现褐斑吗？	□	□	□	□	□
5. 您会出现黑眼圈吗？	□	□	□	□	□
6. 您容易忘事（健忘）吗？	□	□	□	□	□
7. 您口唇颜色偏暗吗？	□	□	□	□	□

得分≥18时，血瘀体质；18＞得分＞15，倾向于血瘀体质

H 型：气郁体质（郁闷派），多愁善感，郁郁不乐

	没有 （1分）	很少 （2分）	有时 （3分）	常常 （4分）	总是 （5分）
1. 您感到闷闷不乐、情绪低沉吗？	☐	☐	☐	☐	☐
2. 您精神紧张、焦虑不安吗？	☐	☐	☐	☐	☐
3. 您多愁善感、感情脆弱吗？	☐	☐	☐	☐	☐
4. 您容易感到害怕或受到惊吓吗？	☐	☐	☐	☐	☐
5. 您胁肋部或乳房胀痛吗？	☐	☐	☐	☐	☐
6. 您会无缘无故叹气吗？	☐	☐	☐	☐	☐
7. 您咽喉部有异物感，且吐之不 出、咽之不下吗？	☐	☐	☐	☐	☐

得分≥18时，气郁体质；18＞得分＞15，倾向于气郁体质

I 型：特禀体质（过敏派），容易过敏，打喷嚏流泪

	没有 （1分）	很少 （2分）	有时 （3分）	常常 （4分）	总是 （5分）
1. 您没有感冒也会打喷嚏吗？	☐	☐	☐	☐	☐
2. 您没有感冒也会鼻塞、流鼻涕吗？	☐	☐	☐	☐	☐
3. 您有因季节变化、温度变化或异味 等原因而咳喘的现象吗？	☐	☐	☐	☐	☐
4. 您容易过敏（因药物、食物、气味、 花粉、季节交替、天气变化等过敏）吗？	☐	☐	☐	☐	☐
5. 您的皮肤起荨麻疹（风团、风疹块、 风疙瘩）吗？	☐	☐	☐	☐	☐
6. 您的皮肤因过敏出现过紫癜（紫 红色瘀点、瘀斑）吗？	☐	☐	☐	☐	☐
7. 您的皮肤一抓就红，并出现抓痕吗？	☐	☐	☐	☐	☐

得分≥18时，特禀体质；18＞得分＞15，倾向于特禀体质

尤昭玲
中医调治女人病

You Zhaoling
Zhongyi
Tiaozhi
Nüren Bing

通过以上测试，现在你大概已经知道自己属于哪一种体质了，接下来，我们就一起了解如何针对自身的体质特征，寻求适合自己的个体化养生方法。

谈养生，首先要读懂自己的身体，根据自己的体质类型选择适合自己的养生方法，知道怎样吃，怎样起居，怎样度过一年四季，怎样保健，这才是真正量身定制的养生，才是个性化的养生。故辨清体质，因人施保，因人施养，因时而变，因地而异，才能从生活的一点一滴中获取健康，掌握健康的主动权。

Part Two

第二篇

不同体质女性的中医调养

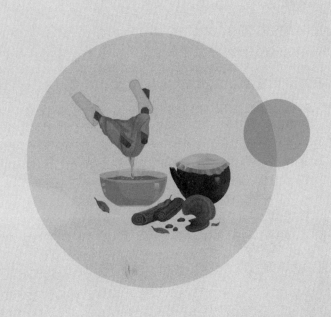

尤昭玲
中医调治女人病

You Zhaoling
Zhongyi
Tiaozhi
Nüren Bing

016

一、A型：平和体质，健康派

调体养生——让你的生命之树长青

【体质特征】

1. **形体特征** 体形匀称健壮。

2. **常见表现** 面色、肤色润泽，头发茂密有光泽，目光有神，鼻色明润，嗅觉通利，味觉正常，唇色红润，精力充沛，不易疲劳，耐受寒热，睡眠安和，胃纳良好，二便正常，舌色淡红，苔薄白，脉和有神。

3. **心理特征** 性格随和开朗、阳光，不会为小事斤斤计较，也不会轻易郁闷或动怒。

4. **发病倾向** 平素患病较少。

5. **对外界环境的适应能力** 对自然环境和社会环境适应能力较强。

【体质分析】

平和体质，以平为期，以和为贵，就像天平，健康的指针基本在正中的刻度左右摆动，是最为理想的一种体质类型。但是，月有阴晴圆缺，四时有寒热温凉，没有长青树，也没有永动机。如果自恃身体强壮，就平日或慵懒安逸，或饮食不节，工作、娱乐时又常常通宵达旦，过度消耗体力，长此以往，平将不平，和将不存。因此，平和体质重在维护，功在平时。

如果能规律作息，膳食均衡，做到生活与工作张弛有度，及时减压，保持心情愉悦，那么即使不刻意追求保养或调理，也能长期保持身体的最佳状态。

【调体养生方法】

1. **总原则** 以平调阴阳为主，重在维护。

2. **生活起居** 作息规律，不过度劳累。饭后宜缓行百步，不宜食后即睡。做到劳逸结合，同时保证充足的睡眠时间。

3. **形体运动** 根据自己所处的年龄段和性别差异，合理安排运动，如年轻人可适当跑步、打球，老年人可适当散步、打太极拳等。

4. **饮食调养** 饮食要有节制，不可饥一顿饱一顿，要避免摄入过冷过热或者不干净的食物，且粗细粮食应合理搭配，多吃五谷杂粮、蔬菜瓜果，少吃过于油腻或辛辣之物，注意戒烟限酒。

5. **精神调摄** 中医认为，心态平和是人向平和体质靠拢的制胜法宝。《黄帝内经》中有这样一句话："外不劳形于事，内无思想之患，以恬愉为务，以自得为功，形体不敝，精神不散，亦可以百数。"

二、B型：阳虚体质，怕冷派

 调体养生——让你阳气长旺

【体质特征】

1. **形体特征** 多体形白胖，肌肉不健壮。

2. **常见表现**

（1）主项：平素畏冷，手足发凉，胃脘部总是怕冷，喜进食温热之品，吃（喝）凉的食物总会感到不舒服，精神不振，睡眠较多，舌淡胖嫩，舌体边有齿痕，舌润，脉象沉迟而弱。

（2）副项：面色苍白，眼睑晦暗，口唇色淡，毛发易落，易出汗，易乏力，大便稀溏，小便颜色清，量多。

3. **心理特征** 性格多沉静、内向。

4. **发病倾向** 发病多为寒证，或易从寒化，容易患与痰饮、泄泻相关的病症。

5. **对外界环境的适应能力** 平素怕冷，喜夏而恶冬，易感寒湿之邪。

【日常生活表现】

普通人夏天穿短袖，冬天穿棉衣，但是阳虚体质者，即使在夏天

尤昭玲
中医调治女人病

You Zhaoling
Zhongyi
Tiaozhi
Nüren Bing

018

最热的时候也要穿长袖衬衫，更有甚者，穿毛衣、棉衣。在三伏天，当普通人开着空调才觉得舒服时，阳虚体质者却要"全副武装"，孤独地承受着"冷"的感觉，这是因为阳虚体质者体内阳气不足，身体就像冬天少了火炉的房间，从里冷到外，我们形象地称之为"怕冷派"。这类人皮肤偏白，肌肉不发达，手脚总是发凉，尤其是上腹部、颈背部、腰膝部怕冷，喜欢热乎乎的食物和水，吃了或喝了凉的东西会感觉胃不舒服，容易大便稀溏、小便清长。

【体质分析】

阳虚体质就是身体处于一种阳气不足的状态，换句话说，就是我们的生命之火不够旺盛，不足以温暖我们的四肢百骸。我们可以把生命之火比作太阳，只有太阳散发着光和热，源源不断地照耀着大地，世间万物才能生长，人类才能繁衍生息。试想一下，如果光和热不足，大地就像笼罩了阴霾，生命之火不旺盛了，人体各个脏腑器官都得不到温煦，人就会精神不振，面色发白，肌肉松软，手足发凉。同时，因为阳气不足，身体内的水液不能蒸腾运化，而是始终以痰湿、湿浊的状态储存于体内，所以人才会口淡不渴、大便稀溏、小便清长。

那么，为什么会出现这种状况呢？我们认为主要是先天禀赋不足造成的，也就是我们从父母那里得到的生命之火较正常人而言少。通常如果父母体质比较虚弱，或是年龄较大，或是由于各种原因导致早产，都容易造成孩子先天阳虚。

同样，现在很多不健康的生活方式也是造成阳虚的重要因素。在烈日炎炎的夏天，人们都喜欢生活在"冰"的世界里，有冰激凌、冰镇啤酒、冰镇西瓜、空调，甚至在凛冽的寒冬里边享受暖气边吃着冰激凌，虽然获得了一时爽快，但易损伤阳气，再加上熬夜、房事不节制、缺乏运动等不良习惯，就会对阳气造成双重冲击，使阳气严重受损，长此以往，将形成阳虚体质。

在夏季生命旺盛的季节里，人本应该顺应自然规律，多参加户外活动，多出汗，顺应阳气向外、向上的特点，但我们却让空调、冰箱齐上阵，使身体从内冰到外，从头冰到脚，把阳气牢牢遏制在体内，从而严重损伤阳气；等到万物静谧的冬季来临时，或等到真正需要阳气的时候，我们本应该收敛、保存的阳气就不够用甚至没有了，从而造成阳虚体质。

此外，常常吃反季节的食品也容易造成阳气耗损。随着现代农业技术的不断发展，人们一年四季都能吃到新鲜美味的蔬菜水果，但很多是反季节食品。比如西瓜本在夏季成熟，且因其性寒凉，而成为夏季的解暑圣品，但若反季节而行，冬天进食冰西瓜，不但不是享受美味，反而像是在慢性自杀。还有一种追求美丽"冻"人的现象：春寒料峭时，街上已有爱靓爱俏的女孩子早早地穿上了短裙，膝盖、大腿只有一层薄薄的丝袜保护，在瑟瑟寒风中发抖。年轻妈妈们不坐月子，生完孩子早早就在开着空调的办公室上班，她们都向不坐月子的西方人看齐，不懂为什么要守着老一套，丝毫没有考虑到东、西方人的生活以及饮食起居习惯存在极大差异，不顾东、西方人的体质差异，盲目跟风。也许年轻时还不觉得什么，但真到年纪大时，自身的阳气逐渐衰竭了，那么各种问题都会出现，后悔晚矣！

还有一类人的阳虚体质是"医之过也"——性质寒凉的抗生素混着冰冷的液体输入体内，不知得要多少阳气才能温暖它。如现在大肆鼓吹的排毒养颜祛痘之品，所用之药大多是苦寒清肠之品。又比如现代人动不动就认为自己上火了，经常吃清火的三黄片、牛黄解毒丸等。这些都会损人阳气，造就了一大批阳虚体质者。

【调体养生方法】

1. **总原则** 温阳补气。

2. **生活起居** 食宜温阳，起居要保暖，运动避风寒。阳虚体质者，耐春夏不耐秋冬，因此秋冬季节要适当暖衣温食以养护阳气，尤其要注意肚脐、下肢、足以及后背部保暖。夏季暑热多汗，也可导致阳气外泄，应尽量避免强力劳作、大汗伤阳，更不可恣意贪凉饮冷，避免在毛孔大开时冲凉或对着空调吹。不可在阴冷潮湿的环境中长期工作和生

尤昭玲
中医调治女人病

You Zhaoling
Zhongyi
Tiaozhi
Nüren Bing

020

活，避免长时间待在开空调的房间里，居住环境应注意保持空气流通。应在阳光充足时适当进行户外活动。

3. 形体运动　可做一些舒缓柔和的运动，如慢跑、散步、打太极拳、做广播操。夏天不宜做过分剧烈的运动，冬天应避免在大风、大寒、大雾、大雪及空气污染的环境中锻炼。

4. 饮食调养　平时可多食牛肉、羊肉、韭菜、生姜等温阳之品，少食西瓜、苦瓜等生冷寒凉食物，少饮绿茶。

（1）推荐食物：生姜、韭菜。

生姜味辛，性温。能温胃开胃，适宜阳虚体质偏胃阳不足、食欲减退的人食用。

韭菜又名"起阳草"。味甘、辛，性温，具有温中行气、补肾助阳的功效，适宜阳虚体质者食用。

（2）药膳食疗：当归生姜羊肉汤、韭菜炒核桃仁。

当归生姜羊肉汤：当归20克，生姜30克，羊肉500克。将当归、生姜冲洗干净，用清水浸软，切片备用。羊肉剔去筋膜，放入开水锅中汆烫，除去血水后捞出，切片备用。将当归、生姜、羊肉放入砂锅中，加清水、料酒、食盐，旺火烧沸后撇去浮沫，再改用小火，炖至羊肉熟烂即成。本品为汉代张仲景名方，具有温中补血、祛寒止痛之功效，适用于妇女产后气血虚弱、阳虚导致的腹痛，尤适宜冬日食用。

韭菜炒核桃仁：核桃仁50克，韭菜200克。开水浸泡核桃仁后去皮，沥干备用。将韭菜择洗干净，切成寸段备用。将麻油倒入炒锅，烧至七成热时，加入核桃仁，炸至焦黄，再加入韭菜翻炒至熟，下盐略炒。本品有补肾助阳、温暖腰膝的作用，适用于肾阳不足、腰膝冷痛的人。

5. 精神调摄　阳虚者多性格沉静、内向，常常情绪不佳，易感悲哀。我们应自觉调整情绪，和喜怒，去忧悲，防惊恐。要善于自我排遣或向人倾诉，心胸要舒展、宽广，以愉悦解悲哀，创造一种海阔天空的良好感觉。

6. 其他方法

（1）晒太阳：阳虚的人最需要的就是阳光。晒太阳时不要戴帽子，因为头顶上有百会穴，可以一边晒太阳，一边叩击肾区。

（2）泡脚：泡脚可以促进气血运行，祛除寒气。用40℃的温水，淹没脚踝，加入阳起石、杜仲等中药效果更好。

（3）用桃木棍敲打督脉（图2-1）：桃木吸纳春生之阳气，弹性适宜，用其敲打督脉可振奋阳气。时间以10～15分钟为宜，强度以可耐受为宜，每天1～2次。

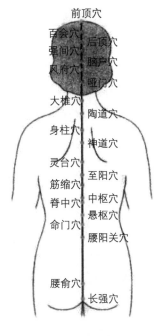

图2-1 督脉

三、C型：阴虚体质，缺水派

调体养生——让你滋润津生

【体质特征】

1. **形体特征** 体形瘦长。

2. **常见表现**

（1）主项：手心、脚心发热，平素易口燥咽干，鼻微干，口渴喜冷饮，大便干结，舌红少津、少苔。

（2）副项：面色潮红或偏红，有烘热感，目干涩，视物昏花，唇红微干，皮肤偏干，易生皱纹，眩晕耳鸣。睡眠差，小便短涩，脉象细弦或数。

尤昭玲
中医调治女人病

You Zhaoling
Zhongyi
Tiaozhi
Nüren Bing

022

3. 心理特征　性情急躁，外向好动，活泼，情绪不稳定。

4. 发病倾向　平素易患阴亏燥热的病变，如玫瑰痤疮亚型皮肤、虚劳、失精、不寐、便秘、咳嗽、糖尿病（消渴）、闭经、内伤发热等；病后易表现为阴亏症状。

5. 对外界环境的适应能力　平素不耐受热邪，耐冬不耐夏，不耐受燥邪。

【日常生活表现】

阴虚体质者形体大多瘦长，经常眼睛干涩，口燥咽干，总想喝水，大便干结，我们形象地称之为"缺水派"。这种人经常感到手心、脚心发热，脸上有红热的感觉，面颊尤其是两颧部潮红或者偏红，忍受不了夏天的暑热，大冬天喜欢迎着凛冽的寒风吃雪糕，晚上睡觉的时候手心、脚心发热，恨不得在脚底下放上冰块儿。有人认为这是年轻火旺，殊不知，这样的人可能是阴虚体质。

【体质分析】

阴虚体质，就是体内正常需要的精血、津液及水分等阴液不足，机体相关的脏腑组织失去濡养，而处于阴相对不足而阳相对亢盛的阴虚内热的一种体质状态。简单地说，一是人体水分不足，二是人体产生内热。

人体的精血、津液、水分都属于"阴"的范畴。就如同大自然中，太阳是提供能量的，水是濡养万物的。如果没有水，河道就会干涸，土地就会干裂，花草也会枯死。我们人体就像是一个小环境，如果我们不吃饭，可以活7~10天，但是如果我们不喝水，3天也活不成。水少了，津液自然就少了，口得不到滋润，就会口渴；大肠得不到滋润，大便就会干结，不易排出，甚至出现肛裂、痔；皮肤得不到滋润，就会干燥，容易产生皱纹，即使用世界顶级的润肤品也是收效甚微，这是因为外在的补水措施仅能滋润浅表皮肤，保持一时的水润光泽。

"一阴一阳之谓道"，正常情况下，阴和阳的比例应该是协调稳定的。试想一下，如果属于"阴"的物质少了，属于"阳"的部分就会显得相对旺盛，阴不制阳，就容易出现虚火内扰的现象，所以阴虚体质者会容易脸颊发红，经常手心、脚心发热，容易亢奋，易急躁发火，控制不住脾气。这样的人看上去精气十足，好动活泼，其实身体已经处于阴液不足的状态，经不起反复折腾、不断消耗阴液了。

那么为什么会出现上述症状呢？《幼幼集成》言："有禀母之阴血不足者，多犯阴虚发热，患痘则多犯肾虚内溃之证，此皆先天不足所致。"也就是说，先天禀赋是形成阴虚体质的重要因素。这种体质的人体形瘦长，舌质红赤，大便干结，火气很难消，食欲佳却难长胖，这种体质的形成跟父母有很大关系，基本上就是父亲或母亲有类似的情况。还有，现在的不良生活习惯也是造成阴虚的重要原因，比如熬夜、偏食辛辣、房劳过度、积劳成亏等。

晚上睡觉是补充人体阴液的时候，但是现代人黑白颠倒，该睡觉的时候不睡觉，半夜了还对着电脑、手机，导致阴液不仅得不到及时的补充，还在不停地被消耗。现在中国的饮食文化是"全国上下一片红"，川菜、湘菜、烧烤等，只要辣得够劲儿，吃得爽快，就能大行其道。这么多的辣椒、花椒、胡椒，全是辛温燥烈之品，再加上油煎火烤，更增添了它们的辛燥之气，偶尔吃吃影响不大，如果过量食用，就会耗散人体的阴液，造成阴虚体质。此外，年轻人在西方性开放思潮影响下，没有树立健康正确的性观念，不懂得房室养生中最重要的一点就是"节欲保精"，贪图一时享乐，既不考虑自身身体情况，合理地安排性生活，又不能及时觉察性生活后身体的异常（如性生活后身体疲倦、口干、手脚发热等），反而仗着年轻就肆意消耗肾精，结果，人体内的精微物质——肾精日稀月少，几近于无。还有，通宵达旦地工作或玩乐，加之时不时来一次"推杯换盏"，并以辛辣燥烈的饮食为爱好，长年累月，积劳成亏，最后留给以后的自己的只会是一个被"掏空"的身体！

当然了，如果你曾经得过出血性疾病，或者长期生活在海拔高、多风、气候干燥、日照强烈的西部地区，如甘肃省、青海省，会更加容易耗伤阴液，自然也会比其他地区的人更加容易形成阴虚体质。

尤昭玲

中医调治女人病

You Zhaoling
Zhongyi
Tiaozhi
Nüren Bing

024

【调体养生方法】

1. 总原则 滋补肾阴，壮水制火。

2. 生活起居 食宜滋阴，起居宜规律，运动勿大汗，居住环境宜安静。工作紧张、熬夜、剧烈运动、高温酷暑的工作环境等会加重阴虚的倾向，应尽量避免。特别是冬季，要注意保护阴精，不进行剧烈的户外活动。节制房事，惜阴保精。

3. 形体运动 阴虚体质者只适合做中小强度、间断性的有氧运动，可选择太极拳、太极剑、八段锦、气功等动静结合的传统健身项目，锻炼时要控制出汗量，及时补充水分。阴虚体质者多消瘦，容易上火，皮肤干燥。皮肤干燥甚者，可选择游泳，它有滋润肌肤、减少瘙痒等作用，但不宜蒸桑拿，因桑拿容易耗伤阴液，而气功的锻炼可以调节内分泌，促进脾胃运化，改善阴虚体质。阴虚体质者应避免剧烈运动，避免在炎热的夏季或闷热的环境中运动，以免出汗过多，损伤阴液。

4. 饮食调养 多食猪瘦肉、鸭肉、绿豆、冬瓜等甘凉滋润之品，少食羊肉、韭菜、辣椒、葵花籽等性温燥烈之品。

（1）推荐食物：鲜铁皮石斛、银耳、百合、阿胶。

鲜铁皮石斛味甘、淡，生津而不寒凉，具有益胃生津、养阴清热除烦的功效。

银耳味甘、淡，性平，入肺经、胃经、肾经，有润肺滋阴、补肾益精、益胃生津润肠、美容嫩肤、延年益寿之功，对虚劳咳嗽、痰中带血、虚热口渴等均有一定的疗效。

百合味甘，性寒，能润肺止咳，清心安神，是阴虚体质者的良药。

阿胶味甘，性平，入肺经、肝经、肾经，被誉为"补血圣药"，具有补血、滋阴、润肺、止血疗效，尤其适用于阴虚体质者。

（2）药膳食疗：雪梨膏、莲子百合煲瘦肉、蜂蜜蒸百合、银耳化液汤、海参粥。

雪梨膏：雪梨500克，百合100克，白糖50克。将梨去皮、芯，切块，加百合、白糖拌匀，隔水炖至膏状。本品有清肺热、养阴、润肺止咳的功效。

莲子百合煲瘦肉：莲子（去芯）、百合各20克，猪瘦肉100克。将莲子、百合洗净，猪瘦肉切块，一同放入瓦煲内，加适量清水，先大火煮沸，改小火煲至肉熟烂，下盐调味。每日食1次。本品有清心润肺、益气安神之功效，适于阴虚体质见干咳、失眠、心烦、心悸等症者食用。

蜂蜜蒸百合：百合120克，蜂蜜30克。将百合及蜂蜜拌匀，蒸至熟软。含数片，咽津，嚼食。本药膳有补肺、润燥、清热之功，适于肺热烦闷或燥热咳嗽、咽喉干痛等症者食用。

银耳化液汤：甲鱼1只，知母、黄柏、天冬、女贞子各10克，银耳15克，生姜片、葱段、味精各适量。用开水将甲鱼烫死，揭甲，去内脏、头、爪。把甲鱼肉放入锅内，加清水、生姜片、葱段，用武火烧开后，改文火煲至肉将熟时，放入银耳及纱布袋（袋内装知母、黄柏、天冬、女贞子）。甲鱼肉烂时出锅，吃肉饮汤，有滋阴化液之功。

海参粥：海参适量，粳米或糯米100克。先将海参浸透，剖洗干净，切片煮烂，然后同米煮成稀粥。本品有补肾、益精、养血之功，适宜精血亏损、体质虚弱、肾虚尿频等症者食用。

5. 精神调摄　阴虚体质者多性格急躁，外向活泼，常易心烦动怒。五志过极，易于化火，情志过极，暗耗阴血，易于加重阴虚体质。故应安神定志以舒缓情绪，学会正确对待喜怒哀乐，加强涵养，遇事冷静、沉着，不要过于张扬。

尤昭玲
中医调治女人病

You Zhaoling
Zhongyi
Tiaozhi
Nüren Bing

026

6. 其他方法

（1）按摩穴位。

照海穴：此穴位于足内侧，内踝尖下方凹陷处。按压时感到酸、麻、胀即可，每天2~3次，每次5~6分钟。

太溪穴：此穴位于足内侧，内踝后方与脚跟骨筋腱之间的凹陷处。取穴时，可采用正坐、平放足底或仰卧的姿势。每天2次，最好在晚上9—11点按揉，每次10分钟。

三阴交穴：此穴位于小腿内侧，足内踝尖上3寸（1寸≈3.33厘米），胫骨内侧缘后方。正坐屈膝成直角取穴。每天2次，每次5~6分钟。孕妇忌按。

（2）大吞津炼精。

"活"字是"水"加"舌"，也就是说，人想要活着，口腔里要常润泽。大吞津炼精不仅是保持口腔润泽的好方法，也是改善阴虚体质的好方法。具体做法：每日晨起时，微闭口唇，舌抵上腭，当嘴里的唾液增加到一定量时，随意念将其缓慢吞下，反复3~4次。长期坚持，必有益处。

四、D型：气虚体质，气短派

调体养生——让你气足神旺

【体质特征】

1. 形体特征　肌肉不健壮。

2. 常见表现

（1）主项：平素语言低怯，气短懒言，肢体容易疲乏，精神不振，易出汗，舌淡红，舌体胖大、边有齿痕，脉象虚缓或脉细无力。

（2）副项：面色偏黄或白，目光少神，口淡，唇色少华，毛发不华，头晕，易疲劳，健忘，大便正常，或有便秘但不结硬，或大便不成形，便后仍觉未尽，小便正常或偏多；月经量明显减少，颜色淡，甚至闭经，或者经期迁延十天至半个月。

3. 心理特征　性格内向，情绪不稳定，胆小，不喜欢冒险。

4. 发病倾向　平时体质虚弱，易患感冒，或发病后因抗病能力弱而难以痊愈；易患内脏下垂；容易长色斑，且面积大，颜色淡，额部、口唇周围较为明显；有患慢性疲劳综合征、慢性胃炎、肥胖、糖尿病以及心脑血管疾病的风险。

5. 对外界环境的适应能力　不耐受寒邪、风邪、暑邪。

【日常生活表现】

气虚体质者肌肉松软，和别人爬同样高的楼，气虚体质者更容易气喘吁吁，我们形象地称之为"气短派"。这种人讲话的声音很弱，老是觉得上气不接下气，气不够用，易出虚汗。只要体力劳动的强度稍大就容易累。性格偏内向，胆小，不喜欢冒险。由于身体防御能力下降，所以很容易感冒，得病后也缠绵难愈。笔者曾经接诊过一位患者，她由父母陪同前来看病，表情很疲惫、痛苦。询问原因后发现，她形成气虚体质是因为上大学期间总是熬夜玩游戏，白天都宅在宿舍睡懒觉，常年不出门，连饭都是同学带回宿舍或者干脆不吃，运动就更不用说了，坐的时间长了，从凳子上站起来都觉得腿发软。毕业后工作了，她就没有在大学那么自由了，要按时上下班，对像她这类气虚体质者来说，每天工作是一件难以完成的艰巨任务。她断断续续工作两年之后，实在无法继续坚持，只能自己在家开网店，但即使这样也很难坚持。

【体质分析】

这是一种正气虚弱的体质类型。"气"可以比作我们生命活动的动力，它支持我们的身体从早到晚地进行活动，直至生命消亡。那"气"是怎么来的呢？肾为气之根，肾藏先天之精，其所化生的先天之气是人体气之根本。脾胃为生气之源，脾主运化，胃主受纳，脾胃吸收的水谷之精及其化生的血与津液皆可化气，统称为水谷之精气，此乃人体之气的主要来源。肺为气之主，肺司呼吸，吸入自然界之清气，呼出浊气，

尤昭玲
中医调治女人病

You Zhaoling
Zhongyi
Tiaozhi
Nüren Bing

028

保证气的生成。其中，脾胃和肺与后天之气的生成关系密切，更与我们的生活习惯密切相关。长期不活动、不接触大自然或饮食不节，就会损伤脾胃和肺。中医讲，"久卧伤气""久坐伤肉"，时间久了，气就不够用了，全身乏力，因脾主四肢肌肉，所以会出现四肢肌肉松软，酸软无力，动辄气喘吁吁，汗出不止，抵抗力下降，三天两头感冒。脾胃受损，消化吸收能力就会下降，食欲也会随之变差，长此以往，身体得不到充足的营养供给来支撑日益繁忙的工作或学习，慢性疲劳综合征、慢性胃炎也就找上门来，由于难以完成工作或学习任务，焦虑也会紧随其后。也许你还会奇怪自己吃得不多，也没什么胃口，身体却一天天地发胖，这是因为脾胃之气不足，不能将吃进去的食物转化成水谷精微物质供人体吸收，而成了脂肪等浊物，自然就慢慢胖了起来，糖尿病也在向你一步步走近。

生活不规律会导致气虚，过度劳累的工作也很容易导致气虚。过度劳累，又不能及时补充精气，人体就像是破了洞的气球，气逐渐衰弱，即中医所讲的"劳则气耗"。很多人都有这样的体会，如果这段时间工作繁忙，或精神压力大，身体状态不佳，感冒就会乘虚而入。现在很多人成了"房奴""卡奴"，为了按时还贷，他们生活和工作压力大，每天奔波，身心俱疲，很容易导致气虚，抵抗力下降。

还有一个需要特别强调的类型，就是减肥导致的气虚。现在减肥成了很多女孩的"必修课"，不管真胖假胖，都说要减肥。但是你发现了吗？减肥后的女孩，特别是通过"饥饿疗法"减肥的女孩，脸色苍白，说话的声音变轻了，行动起来不利落了，看上去轻飘飘的，虽然楚楚动人，却变成了气虚体质。气不足，自然没有办法对抗来自外界的病邪，于是感冒便成了家常便饭，如果感冒了还不爱惜自己的身体，那么柔弱的美人就会变得更加柔弱。

当然，也有另一种类型的人，她们先天元气就不足，生下来就体弱多病，柔柔弱弱，如同林妹妹一般。或者是久病气亏的人，得了一场大病或做了一个大手术，元气大伤，即使疾病已经痊愈，也很难恢复到病前原有的状态。

气虚体质者最重要的是补中益气。"中"指的就是脾胃。无论是后天生活不规律导致的气虚，还是先天本就柔弱，补气最主要的途径是补充水谷精微。

【调体养生方法】

1. 总原则　补中益气，食宜益气健脾，起居勿过劳，运动宜柔缓。

2. 生活起居　起居宜有规律，夏季午间应适当休息，保持充足睡眠。平时注意保暖，避免劳动或剧烈运动时出汗受风。不要过于劳作，以免损伤正气。

3. 形体运动　避免剧烈的运动，可做一些柔缓的运动，如在公园、广场、庭院、河畔等空气清新的地方散步、打太极拳、做操等，并且持之以恒。不宜做大负荷和出大汗的运动，忌用猛力或做需长久憋气的动作。总之，要掌握好度，既不能竭尽所能，也不能懒懒散散，要"形劳而不倦"。

4. 饮食调养　多食具有益气健脾作用的食物，如粳米、糯米、小米、黄豆、白扁豆、香菇、大枣、龙眼、蜂蜜、鸡肉等；少食耗气的食物，如空心菜、生萝卜等，以及少吃肥甘厚味的食物，以免损伤中阳，形成痰湿体质。

（1）推荐食物：山药、大枣。

山药既能补脾肺肾之气，又有润滑、滋润的作用，故可养肺阴，补脾阴，非常适合气虚体质者食用。

大枣味甘，性偏温，补中益气。偏有热象的气虚体质者可适当食用，但不可食用过多。

（2）药膳食疗：黄芪童子鸡、山药粥、参芪大枣粥、四君蒸鸭。

黄芪童子鸡：童子鸡1只，生黄芪9克，姜、葱、盐、黄酒各适量。取童子鸡1只洗净，生黄芪装入纱布袋内并扎紧袋口，置于锅内。在锅中加姜、葱及适量水煮汤，待童子鸡煮熟

尤昭玲
中医调治女人病

You Zhaoling
Zhongyi
Tiaozhi
Nüren Bing

030

后，拿出纱布袋，加入盐、黄酒调味后即可食用。本品有益气补虚的功效。

山药粥： 山药30克，粳米180克。将山药和粳米一起入锅，加清水适量，煮粥，煮熟即成。此粥可在每日晚饭时食用。此粥具有补中益气、益肺固精、强身健体的作用。

参芪大枣粥： 党参10克，黄芪、大枣各20克，粳米100克。党参、黄芪煎汁后，与大枣、粳米共煮粥食之。此粥可在每日早晨食用。此粥有补血益气的功效。

四君蒸鸭： 嫩鸭子1只，党参30克，白术15克，茯苓20克，调料适量。将鸭子宰杀洗净，去除鸭嘴、鸭足，入沸水中滚一遍后捞起。将鸭翅盘向背部，将党参、白术、茯苓切成片，装入双层纱布袋后，放入鸭肚里。将鸭子放在蒸碗内，加入姜、葱、鲜汤适量，用湿棉纸封住碗口，上屉用武火蒸约3小时。取出鸭腹内的纱布袋、葱、姜，加入食盐、味精后，吃肉喝汤。本品具有益气健脾的功效，常食用可以调节胃肠运动，强身健体，提高人体抗病能力。

5. 精神调摄 气虚体质者多性格内向，情绪不稳定，胆小，不喜欢冒险。应培养豁达乐观的心态，多参加有益的社会活动，多与别人交流、沟通；不可过度劳神，避免过度紧张，保持稳定平和的心态。脾为气血生化之源，思则气结，过思伤脾；肺主一身之气，悲则气消，悲忧伤肺。所以气虚者不宜过思过悲。

6. 其他方法

（1）按摩或艾灸足三里穴：足三里穴位于外膝眼下3寸（除拇指外的其余四指并拢，以中指的中间关节为准，四指的宽度就是3寸），胫骨前缘外侧一横指（中指）处。可采用拇指点按、按揉或艾条灸穴位的方法。一是每天用拇指或中指按压足三里穴1次，每次按压5～10分钟，每分钟按压15～20次，注意每次按压要使足三里穴有针刺样的酸胀、发热感。二是用艾条做艾灸，每周艾灸足三里穴1～2次，每次灸15～20分钟，以不烧伤局部皮肤为度。

（2）督脉温灸：取穴多为颈椎至腰俞间督脉段，以姜铺底，上盖艾绒，点燃艾绒，利用艾绒的温和火力深透经络，有调节机体免疫功能的作用，并通过振奋机体的阳气达到防治疾病的目的。

五、E型：痰湿体质，痰派

调体养生——让你脂消身轻

【体质特征】

1. **形体特征**　体形肥胖，腹部松软肥满。

2. **常见表现**　面部皮肤油脂较多，多汗且黏，胸闷，痰多。面色黧黄，眼睑水肿，容易困倦，口黏腻或甜，身重不爽，喜食肥甘厚味，自觉喉中常常夹痰，大便正常、不干，小便不多或微浑，平素舌体胖大，舌苔白腻，脉滑。

3. **心理特征**　性格比较温和，稳重，多善于忍耐，做事不紧不慢。

4. **发病倾向**　易患代谢综合征，易患消渴、卒中、胸痹等病症。

5. **对外界环境的适应能力**　对梅雨季节及潮湿环境适应能力差。

【日常生活表现】

我们在上班、下班的路上，或在地铁、商场、学校里，经常会看到挺着大大的啤酒肚的人，如果地铁上人多，不小心与别人来个亲密接触，那么他们会有很不爽的黏腻感。这种人形体肥胖，腹部肥满而松软，容易出汗，且多黏腻。他们经常感到四肢酸困沉重、不轻松，经常感觉到脸上有一层油，嘴里黏黏腻腻的或有甜腻的感觉，嗓子里老是有痰，舌苔较厚，我们称之为"痰派"。这种人一般性格比较温和，做事情不紧不慢。

尤昭玲
中医调治女人病

You Zhaoling
Zhongyi
Tiaozhi
Nüren Bing

032

【体质分析】

痰湿体质，简单来说，就是体内的代谢废物太多了，水道不通，交通堵塞了。与痰湿体质密切相关的脏腑是脾。脾脏的一个重要作用就是运化水谷，人吃进去的食物，通过脾的作用，会转化成精微物质，运输到全身，以营养全身各脏腑及组织器官，这样体内的器官才能正常运转，也才能拥有强大的肌肉，人才会有精气神。而脾脏的另一个作用，就是把体内多余的痰、湿等废物代谢掉，使它们不至于积聚在体内，对人体造成危害。前者作用失常的结果，主要与气虚相关；后者作用失常的结果，多与痰湿体质相关。如果脾不能正常发挥运化水湿的作用，就会出现水液代谢障碍，表现为水肿、痰多、身体沉重等。

如果人们进食了过多的肥甘厚味之品，脾就需要连轴转，日夜得不到休息，造成脾的功能减退，痰湿聚集在体内。又因为痰湿内盛，阳气被困，不易升发，故痰湿体质之人性格一般都比较温和、谦逊。

痰湿体质容易受先天禀赋的影响，父母如果是痰湿体质，他们的子女也很可能表现为痰湿体质。还有一种，是母亲在怀孕期间营养过剩，鸡鱼肉蛋来者不拒，生怕亏了肚子里的孩子，结果生下"肥胖儿"，为自己的孩子埋下了"祸根"，因此，过食肥甘厚味之品是造成痰湿体质的重要因素。肥甘厚味的食物，往往都口感香浓，让人忍不住多吃几口，但是这些食物超出了脾的负荷，就变成了痰湿，壅塞在身体里。

肝郁气滞也是造成痰湿体质的原因。心情抑郁、精神紧张的人，久思伤脾，久郁气结，再加上暴饮暴食，机体就运转不灵了，吃进去的食物不能转化成正常的气血，都变成脂肪了。失恋的人，性格暴躁、职业压力大、睡眠差的人，或者操持家务、考虑事情过多的中年妇女，她们往往会慢慢变得肥胖。这就是很多人所困惑的"每天都很忙，每天都很累，还是长胖"的原因。

【调体养生方法】

1. **总原则**　化痰祛湿，食宜清淡，起居忌潮湿，运动宜渐进。

2. **生活起居**　避免居住在低洼潮湿的地方，居住环境宜干燥、通风。不要熬夜，不要过于劳累。在盛夏暑湿较重的季节，减少户外活动的时间。保持充足而有规律的睡眠；保持二便通畅，防止湿热聚集，如饮食调养不能解决便秘等问题，应及时就诊。注意个人卫生，预防皮肤病变，如湿疹、疥疮等。

3. 形体运动 痰湿体质者多表现为浑身重浊乏力，因此，平日应注意多进行户外活动，以舒展阳气、通达气机，不要过于安逸。衣着应透湿散气，经常晒太阳或者进行日光浴。在湿冷的天气下，应尽量减少户外活动，避免受寒淋雨。保持居室干燥。因形体肥胖者易于困倦，故运动应根据自己的具体情况，选择中小强度、长时间的有氧运动，如散步、慢跑、打乒乓球、打羽毛球、打网球、游泳、练武术及适合自己的各种舞蹈，循序渐进，长期坚持。运动时间应当在14:00—16:00阳气极盛之时，应选择温暖宜人的运动环境。对于体重超重、陆地运动能力极差的人，可以进行游泳锻炼。

4. 饮食调养 饮食应以清淡为主，少食肥肉及甜、黏、油腻的食物。可多食海带、冬瓜等。

（1）推荐食物：荷叶、萝卜。

戴元礼云："荷叶服之，令人瘦劣。"荷叶有清热解毒、升发阳气的功效，是减肥的要药，也可用于食疗或代茶饮，宜长期服用。

萝卜味甘，性凉，富含钙质、胆碱物质和维生素C，具有降血脂、降血压、减肥的功效。

（2）药膳食疗：山药冬瓜汤、赤小豆鲤鱼汤、云苓白术煲粉葛汤、冬泽苓茶、参桔苓茶。

山药冬瓜汤： 山药50克，冬瓜150克。将山药、冬瓜入锅中慢火煲30分钟，调味后即可饮用。本品具有健脾、益气、利湿的功效。

赤小豆鲤鱼汤： 活鲤鱼1尾（约800克），赤小豆50克，陈

尤昭玲

中医调治女人病

You Zhaoling
Zhongyi
Tiaozhi
Nüren Bing

034

皮10克，辣椒、草果各6克，调味料适量。将活鲤鱼去鳞、内脏，将赤小豆、陈皮、辣椒、草果填入鱼腹，放入盘内，加适量料酒、生姜、葱段、胡椒、食盐，上笼蒸熟即可食用。本品有健脾、除湿、化痰的作用，适用于痰湿体质见疲乏、食欲差、易腹胀腹泻、胸闷眩晕者。

茯苓白术煲粉葛汤：茯苓30克，白术15克，鲜粉葛250克，猪瘦肉100克，陈皮10克，盐适量。在瓦煲内加入适量清水，先用猛火煲至水滚，然后放入以上材料。待水再滚后，改用中火继续煲1.5小时左右，加盐调味即可食用。本品具有健脾生津、化痰祛湿功效。

冬泽苓茶：麦冬10克，泽泻10克，茯苓10克。将上述药材一起放入瓦锅内，中火烧沸，再用小火煮20分钟即可。此茶有健脾、祛湿、养阴的作用。

参桔苓茶：太子参、桔梗、茯苓各10克。将上述药材放入瓦锅内，中火烧沸，再用小火煮20分钟即可。此茶有益气、健脾、化痰的作用。

5. 精神调摄　痰湿体质者多性格温和，稳重恭谦，多善于忍耐。要适当增加社会活动，培养广泛的兴趣爱好，增加知识，开阔眼界。合理安排休假、度假，以舒畅情志，调畅气机，改善体质，增进健康。

6. 其他方法　按摩解溪穴、丰隆穴，每个穴位按揉2～3分钟，每天操作1～2次。

解溪穴：此穴位于足背与小腿交界处的横纹中央凹陷处，是祛全身痰湿的重要穴位，按摩此穴对消除下肢的水肿效果较好。

丰隆穴：此穴位于小腿前外侧的中点，外踝尖上8寸，距胫骨前缘二横指，肌肉较鼓起的地方。按摩此穴有祛湿化痰、减肥、消脂的作用。

六、F型：湿热体质，长痘派

【体质特征】

1. 形体特征 体形偏胖或苍瘦。

2. 常见表现

（1）主项：平素面垢油光，尤其是面部和鼻尖总是油光发亮，易口苦、口干，或嘴里有异味，身重困倦，易生痤疮及湿疹，皮肤容易瘙痒，舌质偏红，苔黄腻，脸上容易生粉刺。

（2）副项：体偏胖或苍瘦，头发油脂多，易脱发，心烦懈怠，经常胸闷腹胀、眼睛红赤，大便短赤，易带下增多，脉象多见滑数。

3. 心理特征 性格多急躁易怒。

4. 发病倾向 易患疮疖、热淋、黄疸等病症。与痤疮、湿疹、便秘、脂肪肝、糖尿病、高血压病和高脂血症密切相关。

5. 对外界环境的适应能力 对湿的环境或气温偏高的环境，尤其是对夏末秋初时湿热交蒸的天气较难适应。

【日常生活表现】

与"痰派"有点相似的湿热体质者，在外观上应该最好辨认，一张冒油的脸和满脸痘痘是其明显标志，我们称之为"长痘派"。湿热体质者，面部和鼻尖，尤其是T区总是油光发亮，脸上容易生粉刺，皮肤容易瘙痒；经常感到口苦、口臭或嘴里面有异味，大便黏滞不爽，小便发热发黄；经常出现带下色黄。湿热体质者性格比较急躁。

有的人认为，长痘不一定是坏事儿，说明还年轻，还有长"青春痘"的本事。其实长痘是因为体内的湿热过重，里面又不"通风"，湿热只好变成痘痘往外挤。千万不要以为用香皂洗脸、脸上不搽任何东西就能让这些痘痘消下去，因为这些痘痘的根在体内，这种体质的人往往偏爱吃辣，口味越重，痘痘就越多。

尤昭玲
中医调治女人病

You Zhaoling
Zhongyi
Tiaozhi
Nüren Bing

036

【体质分析】

湿热体质，通俗来说，就是体内有了多余的湿和热，当湿和热黏在一起时，就如同油和面裹在一起一样，胶结缠绵；既像是夏天的桑拿天，湿热交蒸，让人很不舒服，又像是淋了一场大雨后，被大太阳晒过的草垛子，不仅湿度高，温度也很高，这就是"湿热"。体内蕴积着湿热的人和下雨后被太阳晒过的草垛子一样，时间久了，就会发出难闻的气味。尤其是长夏季节，人体受到外界天气的影响，且内环境不清洁，湿热氤氲，排泄不畅，就表现为皮肤油腻，尤其是额头和鼻尖总是油光发亮，出现脂溢性脱发、痤疮、口干口臭、大便黏臭、小便黄等问题。湿热体质者身上的味道总是给人一种不干净、不清爽的感觉，另外，这些人一般性格比较急躁。

湿热体质与全球的大环境关系密切。气候变暖，人们生活水平提高，过食肥甘厚味、快餐，嗜好烟酒辛辣，滥用补品，加上过度的竞争压力和快节奏生活，使湿热体质成为一种常见的体质。

【调体养生方法】

1. **总原则**　清利湿热。

2. **生活起居**　食忌辛温滋腻，起居避暑湿，运动强度宜大，作息应规律。

3. **形体运动**　湿热体质者适合做大强度、大运动量的锻炼，如中长跑、游泳、爬山、各种球类、武术等，借以消耗体内多余的热量，排泄多余的水分，达到清热除湿的目的；可进行力量与心肺功能练习，如举杠铃和中长跑结合。夏季由于气温高、湿度大，最好选择在清晨或傍晚较凉爽的时间锻炼。

4. **饮食调养**　饮食以清淡为主，可多食赤小豆、绿豆、芹菜、黄瓜、藕等甘寒、甘平的食物，少食羊肉、韭菜、生姜、辣椒、胡椒、花椒等甘温滋腻的食物，也应少吃火锅、烹炸、烧烤等辛温助热的食物。

（1）推荐食物：苦丁茶、薏苡仁。

苦丁茶是中国一种传统的纯天然保健饮料佳品，具有清头目、生津、除烦止渴、消食化痰、利二便、去油腻等作用，适宜牙痛、目赤、中耳炎、口疮、痢疾等湿热症状比较明显的人。

薏苡仁味甘、淡，性微寒，能利水除湿，健脾止泻，舒筋除痹，清热排脓。除腹泻用炒薏苡仁之外，其余均用生薏苡仁。薏苡仁粥可清热除湿，具有美容的功效，对湿热体质者的皮肤痤疮、油腻及脾胃湿热所致口苦、口臭等症状均有效。

（2）药膳食疗：泥鳅炖豆腐、绿豆藕、三豆鲫鱼汤。

泥鳅炖豆腐：泥鳅500克，豆腐250克，食盐适量。泥鳅去内脏，冲洗干净，放入锅中，加清水煮至半熟，再加豆腐250克、食盐适量，炖至熟烂即成。本品具有清利湿热的功效。

绿豆藕：粗壮肥藕1节，去皮绿豆50克，食盐适量。将藕冲洗干净备用。绿豆用清水浸泡后取出，装入藕孔内，放入锅中，加清水炖至熟透，调以食盐进食。本品具有清热解毒、明目止渴的功效。

三豆鲫鱼汤：扁豆、薏苡仁、赤小豆各20克，黑背鲫鱼1条，胡萝卜、姜、食盐适量。将扁豆、薏苡仁、赤小豆、黑背鲫鱼、姜放入锅中，加清水煮至半熟，再加胡萝卜适量、食盐适量，用小火煲2～3小时，炖至熟烂即成，喝汤吃鱼肉。本品有健脾化湿、清热利湿之功效。

5. 精神调摄　湿热体质者性格急躁，外向活泼，常易心烦动怒。五志过易于化火，情志过极，暗耗阴血，易于加重湿热体质。故应安闲淡定以舒缓情绪，学会正确对待喜怒哀乐。

6. 其他方法　按摩承山穴、肝俞穴、胃俞穴、阴陵泉穴，每个穴位按揉2～3分钟，每天操作1～2次。

承山穴：此穴位于小腿后侧正中，在委中穴与昆仑穴之间，在伸

尤昭玲
中医调治女人病

You Zhaoling
Zhongyi
Tiaozhi
Nüren Bing

038

直小腿或足跟上提时腓肠肌肌腹下尖角凹陷处。用拇指指腹反复按揉此穴，直到身上微微发热为止。

肝俞穴：此穴位于背部，在第九胸椎棘突下，旁开1.5寸处，是肝的背俞穴。居家按摩时，被按摩者需采取俯卧姿势，按摩者将双手拇指指腹置于肝俞穴处，轻轻按揉3分钟。

胃俞穴：此穴位于背部，在第十二胸椎棘突下，旁开1.5寸处。

阴陵泉穴：此穴位于小腿内侧，在胫骨内侧髁后下方凹陷处。

以上穴位也可以通过拔罐，使人体排出湿热之气，从点火到起罐，一般15~20分钟即可。如果是体弱者，一般10分钟即可。拔火罐并非人人适宜，体质比较虚弱或皮肤有炎症、溃疡、破损者就不适宜拔罐。

七、G型：血瘀体质，长斑派

调体养生——让你血脉通畅

【体质特征】

1. **形体特征**　体形偏瘦者居多。

2. **常见表现**

（1）主项：平素面色晦暗，皮肤偏暗或色素沉着，容易出现瘀斑，易患疼痛，口唇暗淡或紫，舌质黯，有点状、片状瘀斑，舌下静脉曲张，脉象细涩或结代。

（2）副项：眼眶暗黑，鼻部暗滞，发易脱落，肌肤干燥，或有出血倾向，女性多见痛经、闭经，或经血中多凝血块，或经色紫黑有块、崩漏。

3. **心理特征**　性情急躁，心情易烦，健忘。

4. **发病倾向**　易患出血、卒中、胸痹等症，与糖尿病、妇科疾病的发病最为密切。

5. **对外界环境的适应能力** 不耐受寒邪、风邪。

【日常生活表现】

血瘀体质与长雀斑、蝴蝶斑、老年斑有密切关系，我们称血瘀体质者为"长斑派"。如果有人经常为痛经而烦恼，就更需要了解一下这种体质，所谓不通则痛，而瘀则不通。如果把血液比作身体里的河，痛经就是因为河道里有淤塞的地方，所以止痛片不管用，热红糖水也不管用。如果你的身体经常出现莫名的瘀青，就更要留意自己的血瘀体质，它可能跟很多种疾病有关。

【体质分析】

长期的忧愁、郁闷，除了会引起气机不畅外，也会导致血瘀体质的形成，因为气与血的关系是并行并立的，气行则血行，气滞则血瘀。若长期忧愁思虑，则会导致气滞血瘀，常出现黄褐斑，有时还会引起严重的失眠。

还有一种情况，即大病之后也容易形成血瘀体质。中医讲"久病入络""久病必瘀"，凡是病情缠绵、顽固不愈的疾病，都会有细小的血管、微循环障碍，就像是身体内的小支流不够通畅，我们用活血化瘀的方法就可以改善其生存的体质土壤。

【调体养生方法】

1. **总原则** 食宜行气活血，起居勿安逸，运动促血行。

2. **生活起居** 作息时间宜有规律，保持足够的睡眠，应早睡早起多锻炼，注意动静结合，不可贪图安逸，加重气血瘀滞。血瘀体质者通常有血行不畅的潜在倾向。血得温则行，得寒则凝，故血瘀体质者应尽量避免寒冷刺激。

3. **形体运动** 血瘀体质者应坚持经常性锻炼，选取有益于气血运行的运动项目，如易筋经、保健功、导引术、按摩、太极拳、太极剑、五禽戏及各种舞蹈、步行健身法、徒手健身操等。此外，血瘀体质者心血管功能较弱，不宜做大强度、大负荷的体育锻炼，应采用小负荷、多次数的锻炼。如果出现胸闷、恶心、眩晕等，应及时停止运动，不能缓

尤昭玲
中医调治女人病

You Zhaoling
Zhongyi
Tiaozhi
Nüren Bing

040

解者应及时就诊。

4. 饮食调养 多食山楂、醋、桑椹、番木瓜、黄酒、黑木耳、糯米甜酒、葡萄酒等具有活血、散结、行气、疏肝解郁作用的食物，少食肥肉等滋腻之品，也不宜吃收涩、寒凉、冰冻的食物。

（1）推荐食物：葡萄酒、生山楂。

葡萄酒具有活血、美容养颜的功效，能够抑制血小板的凝集，防止血栓形成，可预防心血管疾病，同时可美容、养颜、祛斑。

生山楂味酸、甘，性微温。本品能活血祛瘀，可预防心脑血管疾病。

（2）药膳食疗：山楂红糖汤、黑豆川芎粥、三七蒸鸡。

山楂红糖汤：山楂10枚，红糖适量。山楂冲洗干净，去核打碎，放入锅中，加清水煮约20分钟，调入适量红糖进食。本品具有活血散瘀的功效。

黑豆川芎粥：川芎10克，黑豆25克，粳米50克，红糖适量。川芎用纱布袋装起来，与黑豆、粳米一起水煎煮熟，加适量红糖，分次温服。此粥具有活血祛瘀、行气止痛的功效。

三七蒸鸡：母鸡1只，三七50克，姜、葱、料酒、盐各适量。将母鸡宰杀除毛，剁去头、爪，剖腹去内脏，冲洗干净。三七一半上蒸笼蒸软，一半切薄片磨成粉，姜切片，葱切大段，鸡剁成小块装盘，放入三七片，葱、姜放在鸡块上。加入适量的料酒、盐、清水，上笼蒸2小时左右，出笼后丢弃葱、姜，拌入味精、三七粉，吃肉喝汤即可。本品有散瘀定痛、益气养血、美容养颜的功效，长期服用还能强身健体。

5. 精神调摄 血瘀体质者常心烦、急躁、健忘，或忧郁、苦闷、多疑。生活中，应注重调摄情志，培养乐观情绪，使身体处于精神愉悦的状态，全身气血调畅则营卫流通。

八、H型：气郁体质，郁闷派

调体养生——让你胸有阳光

【体质特征】

1. **形体特征**　体形较瘦者较多。

2. **常见表现**

（1）主项：平时面貌忧郁，神情时常烦闷不乐。

（2）副项：胸胁部胀满或走窜疼痛，多善太息，或嗳气呃逆，或咽间有异物感，或乳房胀痛，睡眠较差，食欲减退，容易受到惊吓，健忘，痰多，大便多干，小便正常，舌淡红，苔薄白，脉象弦细。

3. **心理特征**　性格内向不稳定，忧郁脆弱，敏感多疑。

4. **发病倾向**　有抑郁症、脏躁、百合病、不寐、梅核气、惊恐等病症。

5. **对外界环境的适应能力**　对精神刺激适应能力较差，不喜欢阴雨天气。

【日常生活表现】

有一群人常常将"郁闷"两个字挂在嘴边，没多大点儿事就唉声叹气。这群人我们称之为"郁闷派"。她们常感到闷闷不乐，情绪低沉，容易紧张，焦虑不安，多愁善感，感情脆弱，容易感到害怕或受到惊吓，常感到乳房及两胁部胀痛，常有胸闷的感觉，经常无缘无故地叹气，咽喉部经常有堵塞感或异物感，容易失眠。

【体质分析】

中医认为，情志是人体对外界事物刺激的不同反应，属于正常的精神活动范围。五脏六腑的气血阴阳，是人们精神活动的基础。反过来，

尤昭玲

中医调治女人病

You Zhaoling
Zhongyi
Tiaozhi
Nüren Bing

042

人们的精神状态和七情变化，也时刻影响着脏腑气血的功能活动，从而影响着人的体质。所以说，精神情志，贵在调和。如果一个人的情志舒畅，精神愉快，脏腑经络就可以协调发挥作用，气血调畅；如果一个人长期情志不遂或受到精神刺激，超过了人体的调节能力，就会导致脏腑气血功能紊乱，形成某种特定的体质。

工作压力大或者受到精神刺激，导致脏腑功能失调、气血运行受阻，就属于比较典型的气郁体质，以心情抑郁、敏感多疑、过度担心为主要特征。

在人的一生当中，或多或少都有抑郁的时候，跟领导吵架了，跟妻子、丈夫或同学、老师闹别扭，事业出现了停滞，理想被现实打击……诸多原因都能够让我们郁闷，但是大多数时候，我们都能够从抑郁的情绪里走出来，而没能走出来的人多数是气郁体质。气郁体质的人在天桥的这端，抑郁症就在天桥的那端。他们离抑郁症近吗？一步一步地走过去，很近。远吗？当他们意识到问题而转身的时候，抑郁症就会离他们越来越远。

【调体养生方法】

1. **总原则**　食宜疏肝理气，起居宜动不宜静，宜参加群体运动。

2. **生活起居**　气郁体质者不要总待在家里，应尽量参加户外活动，如跑步、登山、游泳、武术等，居住环境应安静，防止嘈杂的环境影响心情，保持有规律的睡眠，睡前避免饮用茶、咖啡、可可等具有提神醒脑作用的饮料。

3. **形体运动**　气郁体质者锻炼的目的是调理气机，舒畅情志。应尽量参加户外活动，可坚持较大运动量的锻炼，大强度、大负荷的练习是一种很好的发泄式锻炼，如跑步、登山、游泳、打球、练武术等有鼓动气血、疏发肝气、促进食欲、改善睡眠的作用。

4. **饮食调养**　多食黄花菜、海带、山楂、玫瑰花等具有行气、解郁、消食、醒神作用的食物。

（1）推荐食物：金橘、黄花菜、玫瑰花。

金橘味酸、甘，性温，具有理气、解郁、化痰之功效，适宜胸闷郁结、不思饮食者。

黄花菜味甘，性微寒，能清热、除烦、安神、明目，适宜气郁体质者食用。可凉拌，亦可煲汤。

玫瑰花味甘、微苦，性温，能理气解郁，化湿和中，活血散瘀，适宜气郁体质者。可取适量泡茶饮。

（2）药膳食疗：橘皮粥、菊花鸡肝汤、佛手茶。

橘皮粥：橘皮50克，粳米100克。橘皮研细末备用。粳米淘洗干净，放入锅内，加清水，煮至粥将成时，加入橘皮，再煮10分钟即成。本品有理气运脾的功效，适宜脘腹胀满、不思饮食者。

菊花鸡肝汤：银耳15克，菊花10克，茉莉花24朵，鸡肝100克，调味料适量。银耳洗净，撕成小片，用清水浸泡后待用；菊花、茉莉花温水洗净；鸡肝洗净，切薄片备用。将水烧沸，先入料酒、姜汁、食盐，随即下银耳及鸡肝，烧沸，撇去浮沫，待鸡肝熟，加入适量调味料，再入菊花、茉莉花烧沸即可。本品可疏肝清热，健脾宁心。佐餐食用。

佛手茶：新鲜佛手25克，用沸水泡2~5分钟。本茶具有疏肝解郁、行气止痛的功效。

5. 精神调摄　气郁体质者性格内向不稳定，忧郁脆弱，敏感多疑。应培养乐观情绪，精神愉悦则气血调畅，营卫流通。

6. 其他方法　按摩合谷穴、内关穴、曲池穴、血海穴。

合谷穴：以一手的拇指指尖关节横纹，放在另一手拇指、食指之间的指蹼缘上，拇指尖下是另一手的合谷穴。用拇指朝另一手的小指方向用力按压5~10分钟。孕妇忌按。

内关穴：手掌朝上，在腕横纹上2寸即内关穴。用拇指指腹按压，两

尤昭玲
中医调治女人病

You Zhaoling
Zhongyi
Tiaozhi
Nüren Bing

044

侧都要按，以有酸胀或痛的感觉为宜。每次最少3分钟，每天不限次数。

曲池穴：此穴位于肘横纹外侧端，肘横纹尽头的凹陷处。用拇指或者食指揉按，或者点压穴位10~15分钟。

血海穴：此穴位于大腿内侧，在膝盖骨内侧的上角，上面约三指宽的筋肉处。我们可以坐在椅子上，将腿绷直，在膝盖内侧会出现一个凹陷的地方，在凹陷的上方有一块隆起的肌肉，肌肉的顶端就是血海穴。每天上午的9:00—11:00，每侧按揉3分钟，有微微的酸胀感即可。

九、Ⅰ型：特禀体质，过敏派

调体养生——让你笑迎春光

【体质特征】

1. **形体特征**　无特殊，或有畸形，或有先天性缺陷。

2. **常见表现**　遗传性疾病有垂直遗传、先天性、家族性特征，胎传性疾病有母体影响胎儿个体生长发育及相关疾病特征。

3. **心理特征**　因先天禀赋不同而情况不同。

4. **发病倾向**　过敏体质者易产生药物过敏，易患花粉症；遗传疾病如血友病、唐氏综合征及中医所称"五迟""五软""解颅"等；胎传性疾病如胎寒、胎热、胎惊、胎肥、胎痫、胎弱等。

5. **对外界环境的适应能力**　适应能力差，如过敏体质者对天气、异物不能适应，易复发。

【日常生活表现】

特禀体质，顾名思义，就是一类体质禀赋特殊的人群，主要包括三种体质。

第一种是遗传病体质，指由先天性和遗传因素造成的一种体质缺陷，这类人的体质缺陷很难治愈。

第二种是胎传体质，指母亲在妊娠期间受到不良影响，传至胎儿所造成的一种体质。

第三种是过敏体质，如患过敏性鼻炎、过敏性哮喘、过敏性紫癜、湿疹、荨麻疹，这一类属于中医可以调治的范围，我们称之为"过敏派"，也是我们所要讲述的重点内容。这种体质的人就算不感冒也会经常出现鼻塞、打喷嚏、流鼻涕，容易患哮喘、荨麻疹，对药物、食物、气味、花粉过敏。

【体质分析】

过敏原是自然界客观存在的东西，而过敏体质是导致人体对过敏原过度反应的重要原因。王琦院士认为，过敏体质是基于父母遗传所形成的一种特异性体质。因人体的自我调节能力低下、对过敏原的反应性和亲和性不同而对外界过敏原的刺激产生的过度反应，具有个体差异和家族聚集的倾向。

在九种体质中，受禀赋遗传影响最大的就是特禀体质，即父母的体质特征决定和影响着子女的体质。我们体质的构成都来源于父母之精血。《灵枢·寿夭刚柔》篇提出"人之生也，有刚有柔，有弱有强，有短有长，有阴有阳"。若父母是过敏体质，其子女有70%的遗传概率；若只有父亲是过敏体质，其子女有30%的遗传概率；若只有母亲是过敏体质，则子女有50%的遗传概率。

环境也是导致过敏体质不容忽视的因素。现在人们工作、生活的范围不断扩大，所接触到的有害物质也不断增多，如放射性物质、病原体、噪声、废气、废水等以及室内尘螨、室外花粉等，这自然而然提高了过敏体质出现的概率。

【调体养生方法】

1. **总原则** 食宜益气固表，起居注意避开过敏原，加强体育锻炼。

2. **生活起居** 居室宜通风良好。保持室内清洁，被褥、床单要经常洗晒，此举可有效防止对尘螨过敏。室内装修后不宜立即搬进居住，应打开窗户，让油漆等装修材料中所含的甲醛等化学物质和气味挥发干

尤昭玲
中医调治女人病

You Zhaoling
Zhongyi
Tiaozhi
Nüren Bing

046

净，再搬进新居。春季室外花粉较多时，减少室外活动时间可防止花粉过敏。不宜养宠物，以免对动物皮毛过敏。起居应有规律，保持充足的睡眠。

3. 形体运动 积极参加各种体育锻炼，增强体质；天气寒冷时，锻炼要注意防寒保暖，防止感冒。

4. 饮食调养 饮食宜清淡、均衡，粗细搭配适当，荤素配伍合理。多食益气固表的食物，少食酒、辣椒、牛肉、鹅肉、鲤鱼、虾、蟹、荞麦（含致敏物质荞麦荧光素）、蚕豆、白扁豆、茄子、浓茶、咖啡等辛辣之品、腥膻发物及含致敏物质的食物。

（1）推荐食物：无柄灵芝、何首乌、大枣、金针菇。

无柄灵芝味甘，性平，无毒，具有强壮身体、消炎、镇痛、抗菌、解毒等多种作用和功效，是一种历史悠久的天然免疫调节剂，对过敏体质有很好的作用。可碾成粉装在胶囊中，每粒胶囊3克，每天服用1～2粒。

何首乌味苦、甘、涩，性温，具有解毒、消痈的功效，用于疮痈、风疹瘙痒等。可将何首乌碾成粉，用麻油调服。

大枣中富含抗过敏物质——环磷酸腺苷，生吃或煮熟食用均可。

金针菇中的蕈菌多糖富含可以调节人体免疫力的蛋白，能有效抑制哮喘、鼻炎、湿疹等过敏病症，食用后可以提高人体免疫力，抗菌消炎。

（2）药膳食疗：固表粥、香葱大枣鸡肉粥。

固表粥：乌梅15克，黄芪20克，当归12克，粳米100克，冰糖适量。将乌梅、黄芪、当归放入砂锅中，加水煎开，再用小火慢煎成浓汁，取出药汁后，再加水煎开后取汁，用汁煮粳米成粥，加冰糖适量，趁热食用。此粥可养血消风，扶正固表。

香葱大枣鸡肉粥：鸡肉100克，粳米100克，大枣1枚（去核），生姜、香菜、葱白各适量。姜切片，香菜、葱白切末备用。锅内加水适量，放入鸡肉、粳米、大枣，熬45分钟左右，最后加入葱白、香菜、生姜，吃肉喝汤。此粥尤适宜于慢性鼻炎症见鼻塞、喷嚏、流清涕者。

附：兼夹体质

看到这里，可能还有一部分人在纠结：以上九种体质中，有觉得自己是阳虚者，同时伴有气虚或气郁的症状；或是感觉自己既有气虚的表现，又有痰湿的表现；又或是觉得自己既属于痰湿又兼有湿热的症状，抑或是既有阴虚又有阳虚的，甚至还有人觉得自己做体质自测表的得分符合三种以上的体质类型。这类朋友恰好就是我们所说的兼夹体质者。但应注意，兼夹体质者以两种或三种体质同时并存者多见。如果你是三种以上者，那么可能是因为你没有分清症状的即时性和稳定性，或是填写时不够认真等导致的。那你就休息下，重新认真填写。

中医界认为，体质是随着个体发育的不同阶段而不断演变的，具有相对稳定性及动态可变性，会受到生活环境、饮食结构、社会文化等方面的影响。而所谓的兼夹体质，常以一种体质类型为主，其他体质类型为辅，也就是说，在体质自测表分值上，通常可以看到一种体质类型分值较高、其他兼夹体质类型分值较低的情况。就算有多种偏颇体质的兼夹，实际上也有主次差异。常用的辨识处理方法是：将得分最高的体质作为主要体质类型；若有两种以上的体质类型得分并列最高，就需要请专业医师来判断主要体质类型。

有研究表明，在中国一般人群中，约1/3属于平和体质，约2/3为偏颇体质，而在2/3的偏颇体质中，大多同时具备两种或以上偏颇体质的特征，即兼夹体质普遍地存在于广大人群当中。兼夹体质中痰湿体质和湿热体质、气虚体质和气郁体质、阴虚体质和痰湿体质、阴虚体质和血

尤昭玲
中医调治女人病

You Zhaoling
Zhongyi
Tiaozhi
Nüren Bing

048

瘀体质的相关系数排名靠前，也就是说，九种体质可以相互影响，而不是孤立地作用于人体。一般来说，实性体质与实性体质兼夹、虚性体质与虚性体质兼夹、特禀体质与其他体质兼夹，此三种情况在调体干预时彼此无明显干扰，只需分清主次，将之前九种不同体质不同特性的调体原则合而用之即可。

1. 痰湿体质兼夹气郁体质　结合两者的调体原则，既化痰祛湿又行气解郁，但要分清主次，优先选用兼具多种体质调体功效的食物、药物。

莱菔子粥：莱菔子15克，粳米100克。将莱菔子炒熟，磨成细粉。将粳米洗净，与莱菔子粉一同置于锅内煲熟即可。每日温食。本品有降气化痰、消食和胃的功效。

2. 气虚体质兼夹阴虚体质　结合两者的调体原则，既益气又养阴，气阴双补，优先选用兼具多种体质调体功效的食物、药物。

人参猪肚汤：人参10克，大枣12克，陈皮1片，糯米100克，猪肚1副，花椒7粒，姜1块，葱1根，调料适量。将诸物洗净，尽纳入猪肚内，扎紧，勿使泄气，加水煮烂即成。饮汤吃猪肚、糯米饭。每周服1～2次，可长期服食。本品具有益气健脾、滋阴补虚的功效。

山药鸡胗汤：鲜山药100克，鸡胗250克，青豆30克，姜末、葱花各10克，调料适量。将鸡胗、山药切片，锅烧热，加菜油，待烧至六七成热时，下鸡胗片滑散，再捞出，用漏勺沥去油。锅内留底油约50克，下姜末，煸香后入青豆、山药片，翻炒数下，加调料适量，撒上葱花，淋上香油，起锅装盘即成。可长期服食。本品具有益气养阴、消食化积的功效。

还有一部分人发现自己无法兼顾偏颇体质的调体原则，因为他们发现自己在干预调体的过程中存在一定的矛盾性，尤其是虚性与实性体质相兼夹的人。调体时，尤其要考虑体质主次平衡，应根据兼夹特性的不同，精心选择合适的食物或者药物，并通过配伍来制约药性、去性存用，采用攻补兼施、温清并用等方法，以求实现冲突兼顾的制约模式。

3. 气郁体质兼夹气虚体质 前者的调体宜行气破气，后者的调体宜补气，用药存在攻补两难的问题。

（1）气郁体质为主，兼夹气虚体质时，干预调体宜少用香附等香燥耗气的药物，改用郁金、川楝子等行气之品，少佐补气药，以达行气而不耗气之效。

> **甘麦大枣粥：** 甘草15克，小麦50克，大枣10枚，粳米200克。先煎甘草，去渣，后入小麦及大枣，煮粥，空腹服食。本品具有益气、安神、解郁的功效。

（2）气虚体质为主，兼夹气郁体质时，干预调体宜少用补气峻品如红参、炙黄芪等，而选用太子参、炒白术、山药等平补之品，少佐行气药，益气而不壅滞。

> **山药百合汤：** 百合15克，山药75克，冰糖15克，大萝卜1个。将百合、山药冲洗干净，大萝卜绞取汁液，将百合、山药放入清水锅内，萝卜汁倒入，用武火煮沸后，加入冰糖，改用文火继续煮40分钟即可。此汤可以益气健脾，行气和胃。

4. 痰湿体质兼夹阴虚体质 前者的调体宜化痰祛湿，后者的调体宜养阴润燥，用药润燥两难。

（1）痰湿体质为主，兼夹阴虚体质时，干预调体宜少用苍术、枳实、大腹皮等燥烈的化痰药，而选用昆布、陈皮、荷叶等品，少佐养阴药，化痰而不燥烈。

尤昭玲

中医调治女人病

You Zhaoling
Zhongyi
Tiaozhi
Nüren Bing

050

石斛薏苡仁煲鸭汤：薏苡仁、茯苓、枸杞子各15克，石斛、西洋参各6克，水鸭1只（1 000克），盐、葱、姜、饴糖各适量。将水鸭宰杀干净，去毛，洗干净，去内脏备用。将石斛、西洋参、薏苡仁、茯苓、枸杞子洗干净，葱切段，姜切片，放入饴糖、盐，搅拌均匀后放入鸭肚子，将鸭放入锅内，于旺火上蒸2~3小时，至熟烂吃肉喝汤。本品有益气滋阴、化痰祛湿的功效。

（2）阴虚体质为主，兼夹痰湿体质时，干预调体宜少用滋腻碍胃的阿胶、龟甲胶、黄精等品，而选用麦冬、天冬、百合等清补之品，少佐理气化痰药，养阴而不滋腻。

养胃粥：太子参、百合、麦冬各6克，生地黄、石斛各10克，陈皮3克，枸杞子20克，粳米200克。将太子参、百合、麦冬、枸杞子洗净，用水泡透，备用。将生地黄、石斛、陈皮装入纱布袋内，放入锅中，加入3升清水，浸泡40分钟。粳米、太子参、麦冬、百合放入锅中，大火煮开后改文火熬煮，在粳米煮至七成熟时放入枸杞子，熬煮2小时，取出纱布袋，即可食用。本品有滋养胃阴、益气生津化痰之功效。

总之，兼夹体质都不是一天形成的，因此我们调理身体向平和体质靠近也是一个循序渐进的过程。我们在深入了解自己、留心自己身体变化的同时，应结合自身兼夹体质的具体情况，把握身心整体，全面调体，持之以恒，勿急于一时，同时注意顾护正气，这样方能收到令人满意的调体效果。

值得注意的是，我们在食用具有药食两用特性的药物时，应该考虑到脾为后天之本，建议在调体方药中配伍炒白术、炒薏苡仁等健运脾气之品，这有助于促进调体方药的吸收，提高机体的免疫力，达到事半功倍的效果。

3

Part Three

第三篇

女性常见病症的中医调治

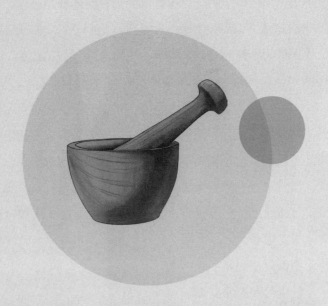

尤昭玲
中医调治女人病

You Zhaoling
Zhongyi
Tiaozhi
Nüren Bing

052

一、痛经

痛经是伴随月经的疼痛，是女性在经期或行经前后出现的周期性小腹疼痛或痛及腰骶，程度较重时，会影响生活和工作质量。严重者可伴恶心呕吐、冷汗淋漓、手足厥冷，甚至出现昏厥。痛经仅发生在有排卵的月经周期。相信大多数女性或多或少都感受过痛经，或者看身边的人经历过，对这个病都是十分熟悉的。

从痛经的发病原因上看，痛经分原发性痛经和继发性痛经。原发性痛经的发生主要与月经来潮时子宫内膜前列腺素含量增高有关。此外，原发性痛经还受精神、神经因素影响，疼痛的主观感受也与个体痛阈有关，正所谓你的痛只有你自己懂。继发性痛经指盆腔器质性病变导致的痛经，如盆腔炎性疾病后遗症、子宫内膜异位症、子宫腺肌病、子宫内膜息肉、黏膜下子宫肌瘤、宫腔粘连、宫颈狭窄、子宫畸形、宫内异物等。本书后面的章节将会对这些疾病进行具体介绍。

我们知道，女性周期性的月经是气血充盛、血海满盈而溢泄的表现。中医认为，疼痛是局部阻塞、气血流通不畅造成的。我们行内流行这样两句经典的话——"不通则痛""不荣则痛"。"通"是道路顺畅、井然有序；"荣"是草木茂盛、兴盛繁茂，在这里是滋润、荣养的意思。就像河床里奔涌而下的河水一样，如果有障碍物阻挡，会引起水流局部不通畅，这就是"不通则痛"；而如果河水干涸，充盈不了整个河床，那河水也一样不畅快，这就是"不荣则痛"。"不通"的原因有很多，气滞血瘀、寒湿凝滞、湿热瘀阻等都是。"不荣"的原因也多种多样：气血虚弱、阳虚内寒、肝肾不足等，都可以导致痛经。

【中医分型调理】

（一）气滞血瘀型

1. 形成原因　平素抑郁，情志不舒，或急躁易怒，性格比较强势，则肝郁气滞，经血壅滞，滞塞不通则痛。

2. 日常表现　经前或经期小腹胀痛，拒按，经量少，经血排出不畅，暗黑色，有血块，血块流出后，疼痛减轻，或伴乳房胀痛。

3. 调理原则　理气化瘀止痛。

4. 调理方法

（1）常用保健中药：当归尾、郁金。

据李时珍记载，当归调血，为女人要药，有思夫之意，故有"当归"之名。当归能活血补血，为妇科调经要药，当归尾功偏活血止痛。

郁金，即郁闷者的"黄金"，可行气解郁、活血止痛，使气机通畅，郁闷之人也可条达开阔。

（2）药膳食疗：川芎煮鸡蛋。

鸡蛋2枚，川芎9克，艾叶4克，黄酒适量。鸡蛋、川芎、艾叶同煮。鸡蛋煮熟后取出去壳，复置汤药内，再用文火煮5分钟，酌加黄酒适量，吃蛋饮汤。本品可活血化瘀止痛。经前服用，每日1次，连服5日。

（二）寒湿凝滞型

1. 形成原因　月经期间淋雨、碰冷水，或不注意衣着保暖，贪嘴吃冷饮等，导致寒湿伤身，血脉凝滞，经血流出不畅，不通则痛，发为痛经。

2. 日常表现　平素手脚冰凉，怕冷，来月经前或月经时出现小腹冷痛，拒按，得温热则疼痛减轻，月经量少，颜色黯淡，有血块，小便量多清淡。

3. 调理原则　温经散寒，化瘀止痛。

尤昭玲
中医调治女人病

You Zhaoling
Zhongyi
Tiaozhi
Nüren Bing

054

4. 调理方法

（1）常用保健中药：干姜、肉桂。

干姜、肉桂两味均是药食同源之品。干姜为姜干燥的根茎，味道辛辣，性温热，可温经散寒止痛。肉桂辛散温通，能行气血，通经脉，散寒止痛。这两味药都有助于散寒，寒散则血行，血气调和顺畅，疼痛就能得到缓解。

（2）药膳食疗：薤白粥。

薤白10克，粳米60克。将两者共同煮粥服用。本品能散寒止痛。每日1次，经前连服3日。

（三）湿热瘀阻型

1. 形成原因　素体湿热，或者经期、生产后感受湿热之邪，或受所处气候影响，或过食肥甘厚味、辛辣刺激之品，湿热之邪蕴结在体内，导致气机凝滞，气血不畅，故不通则痛。

2. 日常表现　经期小腹疼痛，拒按，月经颜色深红，质地稠而有块或伴腰骶胀痛，或有低热，或平时白带黄稠，小便短黄。

3. 调理原则　清热利湿，祛瘀止痛。

4. 调理方法

（1）常用保健中药：薏苡仁、白扁豆。

薏苡仁、白扁豆两味基本上是药食同源之品，很多朋友都知道用它们煲汤喝，尤其是在夏季，因此这两味药经常出现在大家的餐桌上。薏苡仁味甘、淡，性微寒，可清利湿热，又可健脾止泻，为淡渗甘补之品；白扁豆可化湿消暑气，又可健脾祛湿。两药可用治湿热瘀阻型痛经。

（2）药膳食疗：三物化瘀粥。

薏苡仁30克，炒白扁豆、山楂各15克，红糖适量。将上述三味入水煮至熟烂成粥，加入红糖即可。此粥能健脾渗湿，行气化瘀。每日1次，连服7日。

（四）气血虚弱型

1. 形成原因　素体气血虚弱，或大病久病之后，气血亏虚，月经过后，血海空虚，气血愈发虚弱，而致不荣则痛。

2. 日常表现　月经期或月经干净后小腹隐隐作痛，揉按则疼痛缓解，月经量偏少，颜色淡，质地稀薄，神疲乏力，面色萎黄，食欲不振。

3. 调理原则　益气养血，调经止痛。

4. 调理方法

（1）常用保健中药：人参、生晒参、红参、当归。

人参为补气第一要药，是大家最为熟悉的药物之一，可大补元气，生津养血；生晒参平和，多用于气阴不足者；红参偏温，多用于阳气虚弱者；当归为补血圣药，既能养血调经，又能活血化瘀止痛，补中有动，行中有补，为血中之气药。

（2）药膳食疗：黄芪乌鸡汤。

乌鸡1只，黄芪30克，盐少许。将乌鸡、黄芪洗净，将黄芪放入鸡腹中，将鸡放入砂锅内，加水1升，煮沸后改用文火炖煮，待鸡熟烂后，下盐调味。此汤能益气补血止痛。吃肉喝汤，每日1~2次，月经干净后服用。

（五）阳虚内寒型

1. 形成原因　素体阳虚，或平时不节房事，或长期嗜食冰冷，导致肾阳虚。肾阳虚则脏腑失于温煦，不能温煦胞宫，胞宫虚寒，而致痛经。

2. 日常表现　经期或经后小腹冷痛而喜按，揉按痛处则疼痛稍减，月经量少，颜色淡而质地稀，腰膝酸冷，小便清长或夜尿多。

3. 调理原则　温经散寒，暖宫止痛。

尤昭玲

中医调治女人病

You Zhaoling
Zhongyi
Tiaozhi
Nüren Bing

056

4. 调理方法

（1）常用保健中药：干姜、胡椒。

干姜为姜干燥的根茎，与胡椒均为药食同源之品，味辛辣，性温热，均可温经散寒止痛，可用治阳虚内寒的各种症状。

（2）药膳食疗：羊肉干姜汤。

羊肉200克，干姜8克，肉桂5克，胡椒、桃仁各10克。羊肉煮汤，加入其他用料，再煮20分钟即可。此汤能温中散寒，活血止痛。吃肉喝汤，每日1～2次，月经干净后服用。

（六）肝肾不足型

1. 形成原因 素体虚弱，肝肾功能不足，或不节房事、生产过多，致精血亏少，加之月经过后血海空虚，胞脉失养，无力流通，不荣则痛。

2. 日常表现 月经干净后小腹绵绵作痛，月经颜色黯淡，量少质稀薄，腰骶酸胀，头晕耳鸣。

3. 调理原则 益肾养肝，调经止痛。

4. 调理方法

（1）常用保健中药：熟地黄、枸杞子。

熟地黄味甘，性温，质润，为养血滋阴之要药，尤善滋补肝肾之阴。

枸杞子补肝肾，益精血，补虚劳，注重养生者多在保温杯里泡枸杞子喝，也可直接将枸杞子嚼服。

（2）药膳食疗：枸杞川楝子蒸鸡。

枸杞子20克，川楝子12克，母鸡1只，调味品适量。将母鸡宰杀洗净，用沸水氽透，捞出洗净沥干。将枸杞子、川楝子纳入鸡腹内，加入生姜及其他调味品，入锅加盖上笼蒸2小时，熟后去掉川楝子食用。本品能益肾养肝，止痛。每2日1次，月经前连服3~5次。

【穴位调理】

1. 穴位处方　三阴交穴、次髎穴、十七椎穴。

三阴交穴：此穴位于脚内踝上3寸的位置，将四指并拢并横放在脚踝上面，食指的关节处便是三阴交穴。

次髎穴：此穴位于骶部，当髂后上棘内下方，恰对第二骶后孔处。

十七椎穴：此穴位于腰部后正中线上，第五腰椎棘突下凹陷处。

2. 操作方法　对于月经周期规律的女性，可以防患于未然，在经前1周左右按摩以上穴位，用拇指指腹揉捻，以感觉到轻微酸胀为宜，按摩3~5分钟。月经已至则可在经期按揉以上穴位。

【其他调养方法】

耳穴：子宫、卵巢、内分泌、交感、肾、脾、肝。

【生活禁忌】

经期避免受寒，注意调摄，慎勿为外邪所伤；慎饮食，不可过用寒凉或滋腻的药物，不要服食生冷之品，也应减少摄入湿热类食物，如榴梿等。

【常见认识误区与解读】

误区1：生完孩子，就不会痛经了。

解读：前面有分析痛经的原因，的确会有部分女性在生完孩子后就不痛经了，其主要原因是该部分女性在生完孩子后，体内的激素水平得到重新调整，使痛经缓解甚至不再痛经；另外，有些痛经是因子宫后倾、后屈，宫颈口狭窄等造成经血不能顺畅排出体外而导致的，在生完孩子后这些问题可能得到解决，经血能够顺畅地流出，痛经也会缓解。如果是子宫内膜异位症、子宫腺肌病、子宫内膜炎等疾病导致的痛经，则不可能在生育后完全自愈，需要用针对性的方法治疗才可以好转。所以，不能笼统地说生完孩子，就不会痛经了。

尤昭玲
中医调治女人病

You Zhaoling
Zhongyi
Tiaozhi
Nüren Bing

058

误区2：痛经的时候，多喝热水就不痛了。

解读：痛经的中医分型有很多种，喝热水并不是对所有证型都管用。喝热水对于寒湿凝滞、阳虚内寒这一类痛经会有一定的缓解作用，但终究还是治标不治本，不把体内的寒湿清除，下次痛经还是会发生。而且，有些女性的痛经程度较重，会影响生活和工作质量。在这种情况下，我们要对症对因进行治疗，才能从根本上解决问题。另外，在平时的衣食住行中应多注意防范，不要夏衣冬穿，少食冰镇寒凉的食物，少冒风涉雨出行，注意保暖，做到顾护阳气，这比痛经发生时再去治疗有用得多。

二、月经前后诸症

经前期综合征指反复在月经前出现头痛背痛、乳房胀痛、腹部胀满、便秘、肢体水肿、体重增加、易怒、焦虑、抑郁、情绪不稳定、注意力不集中等症状，月经来潮后，症状消失。

中医根据本病不同的表现类型，将其归类于"经行乳房胀痛""经行肿胀""经行发热""经行头痛""经行情志异常""经行泄泻"等病证范畴。现代中医妇科学常将以上症状统称为"月经前后诸症"。

本病病因尚无定论，可能与精神因素、社会因素、卵巢激素失调和神经递质异常有关。兼顾家庭和事业的女性，当月经和加班同时到来时，如果生活中再出现一些烦心事，容易一触即发，出现一种或多种上述症状。而月经来潮，这些情况消失后，症状也消失了。

中医认为，此病主要是气血失调导致。女性因为经常情绪不佳，生闷气，时间长了，肝失调达，气机不宣，血行不畅，脉络不通，就易出现头痛、乳胀等症状；或者肝郁日久化热，形成肝经郁火，心肝火旺而出现经期头晕头痛、烦躁失眠；或素体阳虚，导致濡养不够，也会出现头晕头痛的症状；抑或血虚肝火旺，而发眩晕等。

【中医分型调理】

（一）肝郁气滞型

1. 形成原因 素体抑郁，情志不舒，或郁怒伤肝，肝失条达，月经来时阴血下注血海，令肝血不足。肝失濡养，则肝气不舒，气机壅滞，致胸胁、乳房胀痛。

2. 日常表现 经前乳房胀痛，情志抑郁，烦躁易怒，或小腹胀满。

3. 调理原则 疏肝理气，活血通络。

4. 调理方法

（1）常用保健中药：佛手、郁金。

佛手，谐音"福寿"，寓意吉祥。它香气浓郁，形状或伸张舒展，或内收如佛双手合十，象征该药张弛有度。它擅长疏肝理脾，适用于肝郁气滞之胸胁胀痛等。

郁金，解郁闷，可行气解郁，活血止痛，使气机通畅，一旦气机通畅，郁闷之人也能条达开阔。

（2）药膳食疗：佛手白芍鸡肉汤。

佛手、白芍、川芎各10克，鸡肉150克。将鸡肉洗净，斩块；其余用料洗净，以纱布袋包之。将全部用料放入锅内，加清水适量，文火煮1.5～2小时，去纱布袋，加食盐调味即可。此汤能行气解郁，化痰止痛。食肉饮汤，经前服用。

（二）心肝火旺型

1. 形成原因 平时闷闷不乐，或急躁易怒，致肝失疏泄，日久气郁化火，循经上犯，成心肝火旺证。

2. 日常表现 经前烦躁焦虑，睡眠差，容易发脾气，精神紧张，头晕头痛，口苦咽干，易发口舌溃疡，喜饮凉水，小便灼热疼痛。

3. 调理原则 平肝泻火，清心安神。

尤昭玲
中医调治女人病

You Zhaoling
Zhongyi
Tiaozhi
Nüren Bing

060

4. 调理方法

（1）常用保健中药：龙胆草、白芍。

龙胆草善清肝胆实火，用治肝火之月经前后头痛头晕、口舌溃疡等症，也可治疗肝胆湿热出现的尿痛、外阴瘙痒等症状。

白芍可养肝、护肝，平抑肝阳，养血调经，柔肝止痛。现代研究表明，白芍还有抗抑郁的作用。

（2）药膳食疗：枸杞地黄荔枝汤。

枸杞子50克，生地黄50克，荔枝干100克，冰糖适量。将荔枝干去壳，将枸杞子、生地黄洗净。将荔枝干、枸杞子、生地黄一起放入锅内，加水适量，文火煮0.5～1小时，加入冰糖煮溶化即可。此汤能滋肾养肝，益阴潜阳，平肝定心。经前服用，当茶饮。

（三）脾肾阳虚型

1. 形成原因 素体阳虚，或平时不节房事，或长期嗜食冰冷等，月经来时，阳气易随之下泄，脾肾阳气愈虚。脾不能运化水湿，可至水湿内停，出现水肿，水湿下注大肠则泄泻，故可出现经行肿胀、经行泄泻等情况。

2. 日常表现 月经前、月经期出现头面部或者四肢的水肿，或月经期拉肚子，或腰腿酸软，感觉身体沉重无力。

3. 调理原则 温肾健脾。

4. 调理方法

（1）常用保健中药：党参、肉苁蓉。

党参是比较常见的一种药材，生活中很多人都会通过食用党参来帮助补充气血。其作用与人参相似，但药力没有人参那么强，适用于日常保健。

肉苁蓉多生长在沙漠地区，又称为"沙漠人参"，它温而不燥，补而不腻，可补肾阳、益精血，平补阴阳，用治肾阳不足、精血亏虚证。

（2）药膳食疗：莲子猪肚。

水发去芯莲子40粒，猪肚1副，香油、食盐、葱、姜、蒜各适量。将猪肚洗净，内装莲子，用线缝合后放入锅中，加清水炖煮熟透。待凉，将猪肚切成丝，与莲子共置盘中，加诸调料拌匀。本品能健脾益肾，利水消肿。佐餐食用，可经常食用。

（四）血虚肝旺型

1. 形成原因　素体肝肾阴虚，或失血伤阴，或熬夜耗伤阴血，加之经期阴血下注冲任血海，血海空虚，使阴血更亏，肝阳上亢，而发头晕、头目胀痛、烦躁失眠等症状。

2. 日常表现　月经前或经期出现烦躁失眠、头晕头痛，头顶尤甚，或目胀耳鸣，口干口苦。

3. 调理原则　养血柔肝。

4. 调理方法

（1）常用保健中药：枸杞子、酸枣仁。

枸杞子可滋补肝肾、益精补血，经常服用可以延年益寿，增强身体免疫力。

酸枣仁养心肝阴血，适用于长期熬夜等导致的血虚烦躁、失眠多梦等症状。

（2）药膳食疗：夏枯草瘦肉汤。

夏枯草15克，钩藤20克，猪瘦肉100克，蜜枣5枚，食盐适量。将猪瘦肉洗净，将夏枯草、钩藤用纱布袋装起，做成药包。将猪瘦肉、蜜枣和药包同放入锅内，加清水适量，文火

尤昭玲
中医调治女人病

You Zhaoling
Zhongyi
Tiaozhi
Nüren Bing

062

煮1~2小时，去药包，加食盐调味。此汤可清热平肝。饮汤吃肉，每周1~2次。

【穴位调理】

1. 穴位处方　肝俞穴、太冲穴、公孙穴。

肝俞穴：此穴位于第九胸椎棘突下，左、右二指宽处。

太冲穴：此穴位于足背，第一、第二跖骨结合部之前凹陷处。

公孙穴：此穴位于足大趾内侧后方，第一跖骨基底的前下方。

2. 操作方法　用拇指指腹揉捻以上穴位，加大力度，以感觉到轻微酸胀为宜，每次3~5分钟。

【其他调养方法】

1. 耳穴　神门、心、交感、肝、肾。

2. 运动疗法　进行户外运动、散心，与家人朋友平和地聊聊天，调整自己的心态。

3. 心理调适　学会舍得、放下，学会驻足、欣赏，学会宽容、接纳。情志异常且难以调节者，可选择到心理科辅助就诊。

【生活禁忌】

忌恼怒，忌食辛辣刺激性食品；减少脂肪、糖和盐的摄入；减少或避免咖啡因和乙醇的摄入；减少或不要熬夜，保证睡眠充足。

【常见认识误区与解读】

误区：行经前和经期没有出现明显的身体不适，而是有易怒、焦虑、抑郁这些精神症状，就不是生病，不需要引起重视。

解读：经前期综合征的主要症状可归纳为三类：躯体症状、精神症状、行为改变。像易怒、焦虑、抑郁、情绪不稳定等精神症状的改变也可以诊断为经前期综合征。中医认为"有诸内者，必行诸外"，自身外部精神的变化，也是其内气血阴阳变化所致，故应当引起重视，积极调控。

三、绝经综合征

绝经综合征指妇女绝经前后出现性激素波动或减少所致的一系列躯体及精神心理症状。常见症状有月经紊乱、潮热、出汗多、心悸、眩晕、失眠、头痛、激动易怒、焦虑不安、抑郁等。远期症状有阴道干涩、性交困难、骨质疏松、心血管病变等。

绝经分为自然绝经和人工绝经。自然绝经是指女性到了一定年龄，卵巢内卵泡生理性耗竭所致的绝经；人工绝经指手术切除双侧卵巢或用其他方法停止卵巢功能，如化疗、放疗等所致的绝经。人工绝经者更易出现绝经综合征。中医称之为"绝经前后诸证"或"经断前后诸证"。

卵巢为女性重要的生殖器官，女人到了一定年龄，卵巢功能逐渐衰退，卵巢内卵泡储备低下或耗尽，不再正常分泌相关性激素，激素水平的波动和明显的缺乏会引起概念中提及的一系列不适症状；手术损伤、手术切除、放射线照射等损伤卵巢而提前绝经者，亦会出现绝经症状。

中医认为，本病多因肾气渐衰，天癸将绝，阴阳失调所致。女性在绝经前后，或轻或重、或久或暂会出现以月经紊乱、烘热汗出、头晕耳鸣、失眠健忘、心悸、烦躁易怒、水肿便溏、皮肤燥痒等为主要表现的妇科病症。肾衰为发病之基础，根据阴阳偏倚，有肾阴虚、肾阳虚、肾阴阳两虚等证型。若肾衰涉及其他脏腑，则可发生一系列其他变化，如心肾不交、肝郁化火等证。

【中医分型调理】

（一）肾阴虚型

1. 形成原因 素体阴虚，或久病耗伤，或生产过多，或长期失眠，或过服温燥之品等，均可能导致精血耗伤，肾阴亏虚。

2. 日常表现 月经周期紊乱甚至闭经，月经颜色鲜红，量或多或

尤昭玲
中医调治女人病

You Zhaoling
Zhongyi
Tiaozhi
Nüren Bing

064

少；白带少而阴道干涩；头晕耳鸣，失眠多梦，心烦，焦躁易怒，自觉发热、汗出，手心、脚心发烫，腰膝酸软，皮肤瘙痒，或有虫蚁爬行感。

3. 调理原则 滋养肾阴，佐以潜阳。

4. 调理方法

（1）常用保健中药：熟地黄、阿胶。

熟地黄味甘，性温，质润，可补阴益精以生血，尤善滋补肝肾之阴，为养血滋阴之要药。

阿胶为血肉有情之品，味甘，性平，质润，可补血滋阴，常吃可以使脸色红润有光泽。

（2）药膳食疗：熟地人参酒。

高粱酒500毫升，熟地黄30克，人参15克。将熟地黄、人参共浸入高粱酒中10～15天即可。此酒能补养肝肾。有饮酒习惯者，每日1次，睡前饮10毫升。

（二）肾阳虚型

1. 形成原因 素体阳虚，或肾气逐渐衰竭，脏腑失于温煦，虚寒内生而出现各种症状。临床上多脾肾阳虚并见，为长期嗜食冰冷或不洁饮食，损伤脾胃所致。

2. 日常表现 月经紊乱甚或闭经，或月经量多，或点滴不净，白带清稀量多，精神萎靡，四肢冰凉，怕冷，面部及四肢浮肿，腰膝酸软，大便稀，小便清长。

3. 调理原则 温肾扶阳，佐以健脾。

4. 调理方法

（1）常用保健中药：鹿茸、菟丝子。

鹿茸为峻补之品，补阳力强，善补肾阳，益精血，强筋骨，一直被视为延年益寿的滋补佳品。

菟丝子为平补肝肾的良药，能明目、安胎、止泻，现代医学证明，菟丝子对人类生殖系统有十分积极的作用。

（2）药膳食疗：仙茅淫羊藿羊肉汤。

仙茅、淫羊藿各15克，生姜5克，羊肉250克，盐、食用油、味精等调料各少许。将羊肉切片后焯水，放砂锅中。将仙茅、淫羊藿、生姜放入纱布袋中，扎紧袋口，并放入锅内，加入适量清水，先大火烧开，再改文火烧至羊肉烂熟，最后下调料即可。食用时去纱布袋。此汤能益肾补阳，温中化湿。吃肉饮汤，每周1~2次。

（三）肾阴阳两虚型

1. 形成原因　素体肾阴阳两虚，或肾阳虚日久，未得到及时有效的调治，肾阴无以化生，以致肾阴阳俱损，发展成肾阴阳两虚证，使肾中精气遭受损耗。

2. 日常表现　月经紊乱或闭经，头晕耳鸣，腰酸乏力，时而畏寒，时而自觉发热、汗出。

3. 调理原则　补肾扶阳，滋养冲任。

4. 调理方法

（1）常用保健中药：鹿茸、紫河车。

鹿茸、紫河车均为血肉有情之品，为补阳良药。鹿茸善补肾阳、益精血，可以增强人体免疫力。

紫河车善温肾阳、益精血，益气养血，可治肾阳不足、精血亏虚之证。

（2）药膳食疗：人参鹿茸鸡肉汤。

鹿茸10克，红参（或高丽参）10克，鸡肉250克，生姜、食盐、胡椒等调料适量。将鸡肉切块，放滚水中煮5分钟，取出过冷，与鹿茸、红参（或高丽参）、生姜同放入锅中，加

尤昭玲
中医调治女人病

You Zhaoling
Zhongyi
Tiaozhi
Nüren Bing

066

沸水适量，盖好盅盖，隔滚水文火炖2～3小时，在汤中加入食盐、胡椒调味后即可食用。此汤能益肾补脾，生精壮阳。喝汤吃肉，常食用。

（四）心肾不交型

1. 形成原因 忧愁思虑过度，或情志抑郁，致心火亢盛，向下耗损肾水；或者过劳伤肾，肾阴不足，肾阳相对偏亢，则出现各种心肾不交的症状。

2. 日常表现 月经紊乱，渐致闭经，白带量少，阴道干涩，心悸，心烦不宁，失眠多梦，腰膝酸软，健忘易惊，甚或情志失常。

3. 调理原则 滋阴降火，交通心肾。

4. 调理方法

（1）常用保健中药：远志、百合。

远志既能开心气，又能通肾气，是交通心肾、安神益智、祛痰开窍的佳品，广泛用于心肾不交所致的失眠多梦、健忘惊悸、神志恍惚、咳痰不爽的治疗。服用此草能益智强志，故有"远志"之称。

百合是一种药食两用之品，可养阴润燥、清心安神，常食百合还能够起到滋养皮肤、美容的功效。

（2）药膳食疗：绿豆百合汤。

绿豆200克，百合20克，冰糖20克。百合、绿豆用清水泡发后，洗净放入锅内，加水500毫升，并加入冰糖，炖半小时左右即可。此汤可滋阴降火，清心安神。每日1～2次，连服5日。

（五）肝郁化火型

1. 形成原因 情志不遂，或突然遭受精神刺激时，会导致肝失疏泄，气机郁滞，日久化火。

2. 日常表现　月经周期不规律，量时多时少，白带量少，外阴偶有瘙痒，阴道干涩，同房困难，多愁或易怒，胸腹胀痛，心烦，口中发苦，自觉发热，汗出。

3. 调理原则　清肝解郁。

4. 调理方法

（1）常用保健中药：枸杞子、白芍。

枸杞子为药食两用之品，可滋补肝肾、补益精血，使肝得濡养而不至化火化燥。

白芍可养血调经，柔肝护肝，平抑肝阳，现代研究表明它还有抗抑郁的作用，当出现肝郁化火相关症状时可以服用。

（2）药膳食疗：枸杞子青笋炒瘦肉。

枸杞子、青笋各100克，猪瘦肉500克，猪油100克，调味料适量。将猪瘦肉洗净切长丝，青笋切细丝。炒锅加猪油烧热，将猪瘦肉、青笋同入锅，烹入料酒，加白糖、酱油、盐、味精搅匀，投入枸杞子翻炒，淋入香油，炒熟即可。本品能补益肝肾，益精明目。佐餐食用，可每日食用。

【穴位调理】

1. 穴位处方　肾俞穴、三阴交穴、关元穴。

肾俞穴：此穴位于第二腰椎棘突下旁开1.5寸。

三阴交穴：此穴位于内踝尖上3寸的位置。将四指并拢横放在脚踝尖上面，食指关节横纹端处便是三阴交穴。

关元穴：此穴位于肚脐中央向下约四横指处。

2. 操作方法　用拇指指腹揉捻以上穴位，加强力度，以有轻微的酸胀感为宜，每穴每次3~5分钟。

【其他调养方法】

耳穴：内生殖器、内分泌、肝、脾、肾、皮质下、交感、神门。

尤昭玲

中医调治女人病

You Zhaoling
Zhongyi
Tiaozhi
Nüren Bing

068

【生活禁忌】

避免过度疲劳和紧张；限制高脂肪、高糖类食物的摄入，减少或禁止咖啡因和乙醇的摄入；减少或不要熬夜。

【常见认识误区与解读】

误区：更年期到了，忍一忍就过去了。

解读：更年期，即我们现在所说的围绝经期，是女性的卵巢功能从衰退到完全消失的一个过渡时期，通常指绝经期和绝经前后的一段时间。许多女性认为，更年期是自然衰老的过程，忍一忍就过去了。然而，此阶段由于激素水平的波动甚至激素的缺乏，女性除易出现精神情志方面的不稳定外，还可能反复出现泌尿系感染、外阴瘙痒、性交痛等，且易引发骨质疏松甚至心脑血管疾病，严重影响女性的身心健康，也为其老年健康埋下隐患。因此，更年期女性应积极面对该生理阶段身体和精神方面所存在的各种问题，调整饮食习惯，限盐、少油，养成良好的生活作息习惯，进行适当的户外运动。症状明显时，建议尽快到正规医院检查、咨询和治疗，以平稳地度过该阶段。

四、阴道炎

当阴道的自然防御功能遭到破坏，病原体侵入阴道，导致阴道黏膜发生炎症，白带出现量、色、质异常时，称为"阴道炎"。各年龄层的女性均可能发生阴道炎。世界卫生组织的调查显示，成年女性最常见的疾病不是感冒，而是生殖道感染。最常见的一些不适症状为白带异常、外阴瘙痒、有异味等。根据致病的病原体不同，临床常见滴虫阴道炎、外阴阴道假丝酵母菌病、细菌性阴道病、萎缩性阴道炎等类型。本病属中医"带下病""阴痒""阴痛"范畴。

1. 滴虫阴道炎 由阴道毛滴虫引起的阴道感染，称为"滴虫阴道炎"，是常见的阴道炎之一。毛滴虫在25~40℃、pH 5.2~6.6的条件下易繁殖，在半干燥及干燥状态下生活力弱。该病主要通过性接触直接传播，或通过浴具及污染的器械等间接传染。其主要症状为白带增多、外阴瘙痒，分泌物特点为稀薄脓性、灰黄色或黄绿色、泡沫状、有臭味。

2. 外阴阴道假丝酵母菌病　外阴阴道假丝酵母菌病，曾称为"念珠菌性阴道炎"，俗称"霉菌性阴道炎"，是一种常见的妇科病，80%～90%由白假丝酵母菌感染而致。假丝酵母菌适宜在酸性环境中生长，而女性阴道pH<4.5（一般情况下）。常见诱因为长期应用广谱抗生素、妊娠、糖尿病、大量应用免疫抑制剂以及接受大量雌激素治疗等。其主要表现为外阴瘙痒、灼痛，阴道分泌物白色稠厚，呈凝乳或豆腐渣样。

3. 细菌性阴道病　细菌性阴道病是一种由于阴道内兼性厌氧菌增多，阴道内产生过氧化氢的正常菌群乳酸菌减少或消失而导致的阴道菌群改变引发的病症。本病主要表现为阴道分泌物增多，呈灰白色，稀薄，发出鱼腥臭味。最新研究证明，可对全部有症状的细菌性阴道病患者进行治疗，不推荐对无症状的患者过度治疗。

4. 萎缩性阴道炎　萎缩性阴道炎是一种由于绝经后或手术切除双侧卵巢及卵巢功能衰退，导致雌激素水平降低、局部抵抗力下降引起的，以需氧菌感染为主的阴道炎症。本病主要表现为外阴瘙痒、灼热，阴道皱襞消失、萎缩、变薄，阴道分泌物稀薄，呈淡黄色，严重者呈脓血性白带。

中医认为，本病发生有虚、实之分。虚者多因肝肾亏损，或脾肾阳虚，虚则不能抵御外邪，感染病虫则出现白带异常、外阴瘙痒等诸多症状，常见脾虚不能运化水湿，或肾虚湿浊下注。实者多因肝经湿热，或湿毒侵犯，感染病虫，虫扰阴中而引发各种症状。

【中医分型调理】

（一）湿热下注型

1. 形成原因　素体脾虚肝郁，或情志不畅，肝火旺，导致脾气

尤昭玲
中医调治女人病

You Zhaoling
Zhongyi
Tiaozhi
Nüren Bing

070

虚，脾虚水湿内停，湿和热互结于下而发病；或因妇科检查、手术等器械消毒不完全，或公共卫浴、游泳、性交使病虫、湿热直接向内侵犯，白带不能固摄，流注于下所致。

2. 日常表现 白带量多，色黄或夹有血丝，呈泡沫状，外阴瘙痒，心烦易怒，小便黄赤，甚则灼热疼痛。

3. 调理原则 清热利湿，杀虫止痒。

4. 调理方法

（1）常用保健中药：车前子、龙胆草。

车前子清热利湿，除肝热，古代医家常用于治疗妇人白带异常和小便疼痛等不适，乡间小道上常常可以见到它的身影。

龙胆草清热燥湿，泻肝胆火，对阴痒阴肿、白带异味以及湿疹等属湿热型的治疗，功效明显，既可口服，也可煎水坐浴或熏洗。

（2）药膳食疗：百部乌梅汤。

百部15克，乌梅10克，白糖适量。将百部、乌梅加适量清水煎，去渣取汁，入白糖适量，煮沸即可。此汤能清热利湿杀虫。每日1次，分2次温服，连用3～5日。

（二）湿毒内侵型

1. 形成原因 经期或产后，胞脉空虚，忽视卫生，或房事不禁，或手术损伤，以致感染湿毒，日久亦可蕴而生热，秽浊下流，故带下量多、有异臭。

2. 日常表现 外阴瘙痒，灼热疼痛，白带量多，色黄或黄绿，质稠厚，伴腥臭味；小腹胀痛，腰骶酸楚，小便黄赤。

3. 调理原则 清热泄毒，燥湿止带。

4. 调理方法

（1）常用保健中药：金银花、鱼腥草。

金银花清热解毒，为治热毒疮痈之要药，经冬不凋，又名忍冬。花叶同功，花香尤佳，酿酒代茶，熬膏并妙。

鱼腥草味辛，性微寒，可清热解毒、利尿通淋，因其独特冲鼻的鱼腥味，故名鱼腥草，又名折耳根，部分地区的人把它做成凉拌菜吃，可用于治疗热毒、湿热证。

（2）药膳食疗：马齿苋白果鸡蛋汤。

鲜马齿苋60克，白果7枚，鸡蛋清3个。鲜马齿苋、白果混合捣烂，用鸡蛋清调匀，再用刚煮沸的水冲服。此汤能清热利湿，涩精止带。每日1次，连服4～5日。

（三）肾虚湿盛型

1. 形成原因　先天禀赋不足，或自小体弱多病者，素体亏损，或房事不节制、多劳多产等，导致肾气虚弱，湿浊侵蚀人体，积久生虫而发病。

2. 日常表现　白带量多，色白，呈泡沫状，外阴瘙痒，腰酸，神疲乏力。

3. 调理原则　补肾强腰，清热利湿。

4. 调理方法

（1）常用保健中药：覆盆子、金樱子。

覆盆子味甘、酸，性微温，益肾脏而固精、缩尿，能疏利肾气而起到固摄作用，因其能有效减少夜尿次数，使便盆覆弃而得名"覆盆子"。

金樱子能固精缩尿，固崩止带，常用于带下过多、遗精滑精和遗尿尿频的治疗，还用于治疗高血压病。

尤昭玲
中医调治女人病

You Zhaoling
Zhongyi
Tiaozhi
Nüren Bing

072

（2）药膳食疗：鸡冠花鸡蛋汤。

鸡蛋2枚，鸡冠花30克，盐适量。鸡蛋煮熟、去壳，与鸡冠花放入锅内，加清水适量，武火煮沸后改文火煲1小时，下盐调味。此汤能祛湿止带。吃蛋饮汤，每日1次。

（四）脾虚湿盛型

1. 形成原因　平素饮食不节，损伤脾胃，脾虚气弱，不能运化水湿，则湿浊不能排出，流注于下，出现白带增多，甚则生虫作痒。

2. 日常表现　白带增多，色白如乳块状或豆渣状，外阴瘙痒，精神疲倦，四肢困重乏力。

3. 调理原则　健脾燥湿，杀虫止痒。

4. 调理方法

（1）常用保健中药：白术、山药。

白术味苦、甘，性温，为补气健脾第一要药，可健脾益气、燥湿利水。山药可药食两用，味甘，性平，能补脾养胃、止带止泻。两药均可健脾燥湿，可一同煲汤服用。

（2）药膳食疗：薏苡仁山药莲子羹。

薏苡仁50克，山药50克，莲子50克。将薏苡仁、山药和莲子洗净后一起放入锅中，加水适量，用大火煮开，转小火煮成粥后即可服用。本品能健脾除湿，益气止带。每日早晚各服用1次。

（五）肝肾亏损型

1. 形成原因　绝经或卵巢切除术后，或生产次数过多，或思虑过度，导致肝肾亏虚，随年龄增长，其阴精亏损更甚。

2. 日常表现　带下量多，外阴、阴道有灼热感，伴有阴痒，头晕目眩，心烦易怒，口干尿赤。

3. **调理原则** 滋养肝肾，清热止带。

4. **调理方法**

（1）常用保健中药：熟地黄、枸杞子。

熟地黄滋肾水，补真阴，填骨髓，生精血，善滋补肝肾之阴，是药王孙思邈的长寿秘方，以乌黑有光泽、黏性大、质地柔软而带韧性、无臭味而甜者为优。

枸杞子补肝肾，益精血，补虚劳，可泡水服，也可作零食嚼服。

（2）药膳食疗：金樱猪小肚汤。

猪小肚1副，金樱子30克，生姜4片，盐适量。猪小肚用盐擦洗干净，放滚水中焯去臊味，与金樱子、生姜同入锅，加清水适量，武火煮沸后改文火煲1～2小时，下盐调味。此汤能补肾止带。每日1次，可常服。

（六）脾肾阳虚型

1. **形成原因** 素体脾肾阳虚，或平时工作太过劳累，或思虑过度，或是房事不节制、生产过多等，导致脾肾虚损，不能运化水湿，则水湿流于下而导致白带量多等。

2. **日常表现** 带下量多色白，清如水，外阴瘙痒，头晕腰酸，四肢冰凉，严重怕冷，腹胀便溏，小便频数。

3. **调理原则** 温补脾肾，固涩止带。

4. **调理方法**

（1）常用保健中药：金樱子、肉苁蓉。

金樱子能固精缩尿，固崩止带，可用于治疗脾肾阳虚导致的带下量多、稀薄等各种阳虚症状。

肉苁蓉，人称"沙漠人参"，温而不燥，补而不腻，可补

尤昭玲

中医调治女人病

You Zhaoling
Zhongyi
Tiaozhi
Nüren Bing

074

肾阳，益精血，用治肾阳不足等证。

（2）药膳食疗：肉苁蓉炖乌鸡汤。

肉苁蓉20克，乌鸡250克，山药30克。将乌鸡去皮、切块，放滚水中煮5分钟，取出过冷，与肉苁蓉、山药同入炖盅，加沸水适量，盖好盅盖，隔滚水文火炖2~3小时，汤成趁热服。此汤能温补脾肾，收敛止带。每日2次，早晚分服。

【穴位调理】

1. 穴位处方　带脉穴、阴陵泉穴、水道穴。

带脉穴：此穴位于第十一肋游离端直下平脐处。取仰卧位，双手叉腰，手掌在后，拇指在前，放在腋下且与肚脐处于同一条线上，按压时有酸胀感处，即为带脉穴。

阴陵泉穴：此穴位于小腿内侧，膝下胫骨内侧凹陷中。取穴时，手贴着膝下胫骨内侧向膝盖方向滑动，至膝盖内侧胫骨末端下凹陷处。

水道穴：此穴位于肚脐下3寸，前正中线旁开两横指，按压有酸胀感处即是。

2. 操作方法　用拇指指腹揉捻以上穴位，加大力度，以有轻微酸胀感为宜，按摩3~5分钟。

【其他调养方法】

耳穴：神门、外生殖器、肺、肾、内分泌。

【生活禁忌】

经期及产后禁止盆浴，勿冒雨涉水，勿久居阴湿之地；不宜过食肥甘辛辣之品；治疗期间须禁止性生活，禁止游泳和使用公共洁具，以防交叉感染；避免早婚多产，避免多次人工流产。

【常见认识误区与解读】

误区1：阴道里发生炎症了，要冲洗阴道才能把里面洗干净。

解读：女性的阴道内并不是处于一种无菌状态，而是寄居着各种可能引起妇科疾病的有害菌和致病微生物，以及能有效抑制它们生长和繁殖的有益菌。一般情况下，不同菌群相互制约，使阴道内环境处于一个相对平衡、稳定的状态。阴道通过一系列机制清除有害菌，维系着其自身的洁净健康。一旦出现阴道炎症，阴道内环境被破坏，有益菌及有害致病菌的平衡即被打破，若不恰当地对阴道进行冲洗，反而会进一步加重阴道菌群失衡，使有害菌过度增殖，导致炎症反复发作，更有可能导致上行感染。

误区2：阴道炎症状消失时，就表明疾病好了，不需要继续治疗。

解读：这是非常错误的一种观点。阴道炎反复发作的一个原因是用药治疗时间不够长，用药后阴道炎的症状虽然有所好转，但是不遵医嘱，擅自停药，可能导致短期内炎症复发。"打铁必须自身硬"，预防阴道炎，重要的是增强自身的免疫力，少熬夜，多运动，平时不要滥用抗生素，勤换洗内衣内裤，做好自身卫生防护。

五、宫颈炎

宫颈炎是妇科常见疾病之一，临床多见的宫颈炎是急性宫颈炎，若急性宫颈炎未经及时诊治或病原体持续存在，可导致慢性宫颈炎。

急性宫颈炎指子宫颈发生急性炎症，有症状者主要表现为阴道分泌物增多，呈黏液脓性，并刺激外阴引起瘙痒及灼热感。此外，可出现经间期出血、性交后出血等症状。慢性宫颈炎多无症状，少数患者可有持续或反复发作的阴道分泌物增多，呈淡黄色或脓性，性交后及经间期出血，偶有外阴瘙痒或不适感。中医诊断本病为"带下病"。

因子宫颈阴道部鳞状上皮与阴道鳞状上皮相连续，阴道炎症多可引起子宫颈阴道部炎症。由于子宫颈管黏膜上皮为单层柱状上皮，抗感染能力较差，易发生感染。急性宫颈炎可由多种病原体引起，也可由物理因素、化学因素刺激或机械性子宫颈损伤、子宫颈异物伴发感染所致。慢性宫颈炎可由急性宫颈炎迁延而来，也可为病原体持续感染所致，病

尤昭玲
中医调治女人病

You Zhaoling
Zhongyi
Tiaozhi
Nüren Bing

076

原体多与急性宫颈炎相似。

中医认为，本病多因湿热、湿毒或脾虚、肾虚等所致，中医辨证有虚实之分，总体也离不开一个"湿"字。外湿多为经期或产后余血未净，湿邪乘虚而入，或有不洁性生活，或妇科术后感染邪毒等，致湿热下注、湿毒蕴结等证；内湿多为脏腑功能失调，阳虚致水湿运化代谢异常而发病。

【中医分型调理】

（一）湿热内蕴型

1. 形成原因 经期或产后余血未净，或久居在阴暗潮湿的地方，湿邪乘虚而入，湿滞体内日久化热，带脉失约而发病；亦有肝经湿热下注，热毒蕴蒸而致。

2. 日常表现 白带量多，色黄或黄白相间，质地黏稠；心烦易怒，胸胁胀痛，口苦口腻，口干不欲饮，小便黄。

3. 调理原则 清热利湿止带。

4. 调理方法

（1）常用保健中药：龙胆草、黄芩。

龙胆草，因为其根苦如胆汁，又因为其叶子长得像龙葵，两者各取一个字而命名为"龙胆"。此药味苦，性寒，能清热燥湿，善清肝胆湿热，可用治下焦湿热带下证。

黄芩味苦，性寒，能清热燥湿、泻火解毒，味苦所以燥湿，苦寒则可以除湿热。

（2）药膳食疗：参见"阴道炎"部分的"湿热下注型"。

（二）湿毒内侵型

1. 形成原因 房事不洁或手术损伤，在术后、产后、月经后，人体相对较为虚弱时，湿热乘虚直犯，酿而成毒；或因热象特别重，而化火成毒。

2. **日常表现** 带下量多，色黄或黄绿，质稠厚或如米泔水样，伴腥臭味，子宫颈重度糜烂样改变或伴有息肉；小腹胀痛明显，腰骶酸痛，或可见小便灼痛等。

3. **调理原则** 清热泄毒，燥湿止带。

4. **调理方法**

（1）常用保健中药：鱼腥草、白花蛇舌草。

鱼腥草有"炎症克星"之称，味辛，性微寒，可清热解毒、利尿通淋，食用方法多种多样，既可泡茶，也可凉拌。

白花蛇舌草因其叶似蛇舌而得名，可清热解毒，消痈利湿，研究认为，白花蛇舌草对于治疗炎症、肿瘤有一定的效果。

（2）药膳食疗：参见"阴道炎"部分的"湿毒内侵型"。

（三）脾虚型

1. **形成原因** 素体脾虚，或劳倦过度；或平素思虑太多，损伤脾气，脾不能运化体内的水湿，导致白带量多如水。

2. **日常表现** 带下量多色白，如水样，头晕乏力，腹胀便溏。

3. **调理原则** 健脾益气，祛湿止带。

4. **调理方法**

（1）常用保健中药：白术、山药。

白术味苦、甘，性温，为补气健脾第一要药，可健脾益气、燥湿利水。山药为药食两用之品，能补脾养胃，止带止泻。两药均可健脾，健脾则水湿能运化，故可以止带。

（2）药膳食疗：山药排骨汤。

山药1根，排骨300克，盐适量。将排骨焯水后炖煮30分钟，将山药去皮，加入排骨汤中继续煮20分钟，加盐调味。此汤能

尤昭玲
中医调治女人病

You Zhaoling
Zhongyi
Tiaozhi
Nüren Bing

078

补脾益气，祛湿止带。佐餐食用。

（四）肾阳虚型

1. 形成原因 素体肾气不足，或房事不节制，或生产过多，致肾阳虚损；或年老体虚，久病伤肾，则蒸腾水液的功能减退，水湿停聚体内，流注于下则出现白带量多等问题。

2. 日常表现 带下量多如水，头晕腰酸，形寒肢冷，小便频数，大便稀溏。

3. 调理原则 温补肾阳，固涩止带。

4. 调理方法

（1）常用保健中药：肉苁蓉、金樱子。

肉苁蓉温而不燥，补而不腻，可补肾阳、益精血，因其具有极高的药用价值，故在历史上被西域各国作为上贡朝廷的珍品，也是历代补肾壮阳类处方中使用频率最高的补益药物之一。

金樱子有固精缩尿、固崩止带之功效，可用于治疗脾肾阳虚导致的带下量多、稀薄等各种阳虚症状。

（2）药膳食疗：仙茅淫羊藿羊肉汤。

仙茅、淫羊藿各15克，生姜5克，羊肉250克，盐、食用油等调料各少许。将羊肉切片焯水后放入砂锅，加清水适量，将仙茅、淫羊藿、生姜纳入纱布袋中并放入锅内同煮，文火烧至羊肉烂熟，入调料即可。食用时去纱布袋。此汤能益肾补阳，温中化湿。吃肉饮汤，每日1次，连服3日。

【穴位调理】

1. 穴位处方 水道穴、次髎穴、白环俞穴。

水道穴：此穴位于脐下3寸，前正中线旁开两横指，按压有酸胀感处即是。

次髎穴：此穴位于骶部，当髂后上棘内下方，恰对第二骶后孔处。

白环俞穴：此穴位于平第四骶后孔，距骶正中线嵴旁开1.5寸处。

2. **操作方法** 用拇指指腹揉捻以上穴位，加大力度，以有轻微酸胀感为宜，按摩3~5分钟。力度根据个人耐受度调整。

【其他调养方法】

运动疗法：适当进行户外运动，增强自身抵抗力。

【生活禁忌】

经期、产褥期避免性生活，避免多孕多产。

【常见认识误区与解读】

误区：宫颈糜烂是宫颈炎引起的糜烂。

解读：宫颈炎，顾名思义，乃子宫颈发生的炎症反应，慢性宫颈炎可能无明显症状，而急性宫颈炎可见局部充血、水肿，一般情况下可能出现阴道分泌物增多、经间期出血或者伴有泌尿系感染的症状。宫颈糜烂是一种传统的称法，现已被"宫颈柱状上皮异位"这一名词取代。一般是女性受激素水平的影响，发生子宫颈柱状上皮外移，因柱状上皮较薄，肉眼看上去呈红色，样似糜烂，故以往称之为宫颈糜烂，多为生理现象，一般无症状，合并感染时有分泌物异常等表现。所以宫颈炎和宫颈糜烂本质的区别为，一个是炎症造成的，一个是生理现象。

六、盆腔炎性疾病

盆腔炎性疾病是指女性上生殖道的一组感染性疾病，主要包括子宫内膜炎、输卵管炎、输卵管卵巢脓肿、盆腔腹膜炎等。炎症可局限于一个部位，也可以几个部位同时发病，以输卵管炎、输卵管卵巢炎最常见。临床又有急、慢性之分，急性炎症有可能引起败血症、脓毒血症、弥漫性腹膜炎甚至感染性休克而危及生命。若盆腔炎性疾病未得

尤昭玲
中医调治女人病

You Zhaoling
Zhongyi
Tiaozhi
Nüren Bing

080

到及时、正确的诊断或治疗，可能会出现盆腔炎性疾病后遗症，导致不孕、异位妊娠、慢性盆腔痛等。

急性期治疗建议以消炎抗感染的西药治疗为主，慢性期的治疗可以中医调治为主，即可采用中西医结合的方法进行治疗。本书主要介绍慢性期及盆腔炎性疾病后遗症的中医中药调治方法。

根据本病急性期发热、腹痛、带下增多等主要症状，可将其归属于中医"热入血室""带下病""产后发热"等病证范畴；根据疾病慢性期的主要表现，如腹痛、腹部包块、带下量多、痛经、不孕等，又可将其归属于中医"癥瘕""痛经""不孕"等范畴。

由于女性生殖道具有特殊的解剖、生理、生化及免疫学特点，故女性生殖系统具有比较完善的自然防御功能，以抵抗感染的发生。当自然防御功能遭到破坏，机体免疫功能降低，或是内分泌发生变化，外界病原体侵入时，均有可能引发炎症。如月经期间没有注意卫生，使用了卫生不达标的卫生巾、卫生纸，或存在多次宫腔手术史、不洁性生活史等，都有可能引起盆腔炎性疾病。

中医认为，盆腔炎性疾病后遗症的主要病机是正气未复，余邪未尽，多是经期、流产、分娩后，寒湿、湿热或虫毒之邪乘人体正气虚弱，积蓄于子宫胞脉之中，致气机不畅，瘀血阻滞；病邪反复进退，缠绵不愈，耗伤人体气血，致气虚血瘀，冲任带脉功能失常而致病。常见证型为湿热瘀结、气滞血瘀、寒湿凝滞和气虚血瘀。

【中医分型调理】

（一）湿热瘀结型

1. 形成原因　湿热之邪内侵，阻止胞脉；或感受湿邪，湿郁日久化热，湿热内蕴，流注下焦，阻滞气血而发病。

2. 日常表现　少腹部隐痛，或疼痛拒按，可痛连腰骶部，低热起伏，月经时或者劳累时加重，带下量多，色黄，质黏稠，胸闷，口干不欲饮，胃口差，大便稀、不成形或便秘，小便黄赤。

3. 调理原则　清热利湿，化瘀止痛。

4. 调理方法

（1）常用保健中药：蒲公英、赤芍。

蒲公英可清热解毒，利湿通淋，消肿散结，治疗各种湿热之邪引起的痈肿疔毒，对乳痈也有明显的功效。因其对多种细菌均有抑制作用，故被誉为"天然青霉素"。

赤芍入血分，其祛瘀之功颇佳，可清热凉血、活血化瘀止痛。

（2）药膳食疗：金钱草饮。

金钱草15克，杜仲15克，白糖适量。前两味加水煎汤，去渣取汁，加白糖适量调味。本品能清热利湿，散瘀止痛。连服10天，代茶饮。

（二）气滞血瘀型

1. 形成原因　七情内伤，脏气不宣，肝气郁结，或余毒未清，滞留于冲任胞宫，导致气机不畅，瘀血内停，脉络不通而发病。

2. 日常表现　小腹部胀痛或刺痛，月经期腰腹疼痛加重，经血量多且有血块，血块排出则疼痛减轻，经前情志抑郁，乳房胀痛，带下量多，婚久不孕。

3. 调理原则　活血化瘀，理气止痛。

4. 调理方法

（1）常用保健中药：郁金、佛手。

郁金可行气解郁、活血止痛，适用于一切气郁血郁之痛，可解郁开窍。李时珍曾记录用郁金等药治疗一位疯癫十余年的妇女的疾病。现代研究表明，郁金具有调节免疫力、调节情绪、改善血液循环等诸多作用。

佛手，形状似手，姿态万千，其药性和平，药力缓和，可

尤昭玲

中医调治女人病

You Zhaoling
Zhongyi
Tiaozhi
Nüren Bing

082

以疏肝理气，入药以片大、皮黄、肉白、香气浓厚者为佳。

（2）药膳食疗：佛手白芍鸡肉汤。

佛手、白芍、川芎各10克，鸡肉150克，盐适量。将鸡肉洗净后斩块，其余用料洗净，用纱布袋装好，一并入锅，加清水适量，煮沸后改文火煮1.5～2小时，去纱布袋后加食盐调味。此汤能行气解郁，化瘀止痛。每日1次，连服5～7日。

（三）寒湿凝滞型

1. 形成原因　素体阳虚，胞宫失于温煦，水湿不化，寒湿内结，或寒湿之邪乘虚侵袭，与胞宫内余血浊液相结，凝结瘀滞。

2. 日常表现　平时神疲乏力，小腹及腰臀部冷痛，月经期加重，喜温恶寒，得热则疼痛缓解，经血量少，色黯，白带清稀量多，小便次数多，婚久不孕。

3. 调理原则　祛寒除湿，活血化瘀。

4. 调理方法

（1）常用保健中药：独活、苍术。

独活一茎直上，不为风摇，故名"独活"。它燥湿力强，味厚浊，善走下，多用于下半身风寒湿证。

苍术辛散温燥，可燥湿健脾，为治湿阻中焦之要药，又可祛风散寒，李时珍称其为"仙术"。因其气味雄烈，可将风寒湿邪从体内祛逐出来。

（2）药膳食疗：苍术炖猪蹄。

苍术10克，猪蹄500克，黄酒、油各适量。将苍术、猪蹄洗净，猪蹄切块。用热油煸炒猪蹄，加黄酒稍炒一下，起锅装入陶罐内，加入苍术和两碗半清水，用文火炖至猪蹄熟透即可。本品能祛寒除湿，活血化瘀。温热食，每日服2次，连服5日。

（四）气虚血瘀型

1. 形成原因 素体虚弱，或正气内伤，外邪乘虚侵袭人体，流注于冲任，导致瘀血停聚；或久病缠绵不愈，瘀血内结，日久耗伤气血，致气虚血瘀。

2. 日常表现 下腹部疼痛，有结块，疼痛连及腰骶部，月经期加重，经血量多且有血块，带下量多，精神不振，疲乏无力，胃纳欠佳。

3. 调理原则 益气健脾，化瘀散结。

4. 调理方法

（1）常用保健中药：党参、当归。

党参味甘，性平，健脾益气以治中气不足，既能补气，又能补血生津，不燥不腻，因此在疾病后期可扶助正气以祛散余邪，使疾病得以痊愈。

当归调血，为妇科要药，既能养血调经，又能活血化瘀止痛，补中有动，行中有补，为血中之气药。

（2）药膳食疗：西洋参炖猪肉汤。

西洋参、当归、白术、茯苓各6克，生姜3片，猪瘦肉200克，酒、盐各少许。用诸药煎汤，去渣取汁，用药汁将猪瘦肉、生姜同炖至烂熟，加盐及酒少许即可。此汤能益气养血，固冲止带。每日1次，连服5～7日。

【穴位调理】

1. 穴位处方 三阴交穴、足三里穴、中极穴。

三阴交穴：此穴位于内踝尖上3寸位置，将四指并拢横放在脚踝上面，食指的关节处便是三阴交穴。

足三里穴：此穴位于小腿外侧，站位弯腰，同侧手虎口围住髌骨上外缘，其余四指向下，中指指尖处即为足三里穴。

中极穴：此穴位于人体下腹部前正中线上。取仰卧位，将耻骨联合

尤昭玲

中医调治女人病

You Zhaoling
Zhongyi
Tiaozhi
Nüren Bing

084

上缘和肚脐连线分为五等份，由下向上1/5处即为中极穴。

2. 操作方法 用拇指指腹揉捻以上穴位，加大力度，以有轻微酸胀感为宜，按摩3~5分钟，力度根据个人耐受度调整。

【其他调养方法】

灌肠疗法：大血藤、败酱草、蒲公英、丹参各30克，三棱、莪术、延胡索各15克。将以上药材用500毫升水煎，浓缩至100~150毫升，药温降至38℃左右作保留灌肠，每日1次，10次为1个疗程，经期停用。

【生活禁忌】

经期及产后禁止盆浴；治疗期间禁止性生活；忌不洁性生活；禁止游泳和使用公共洁具；饮食上忌辛辣刺激及油腻食物，忌烟酒。

【常见认识误区与解读】

误区：B超提示盆腔积液就一定有盆腔炎性疾病。

解读：盆腔积液不等于盆腔炎性疾病。在临床当中，病理状态下的盆腔积液涉及的疾病很多，如宫外孕、囊肿破裂导致的出血、肿瘤性腹水、肝硬化腹水等，需要结合临床检测手段予以鉴别。其中，较为常见的盆腔炎性疾病引起的盆腔积液，即由炎症感染引起，可伴有腹痛、腰痛、分泌物异常等症状，同时积液不易被吸收。还有一种情况是生理性的，多见于排卵期，是由卵泡破裂导致的盆腔积液，积液量不大，一般情况下会在1周左右被完全吸收，也不会导致严重的腹痛。所以盆腔积液不一定就代表有盆腔炎性疾病，不要盲目依据B超结果下诊断。

七、卵巢储备功能不良/早发性卵巢功能不全/卵巢早衰

卵巢储备功能不良、早发性卵巢功能不全和卵巢早衰代表卵巢功能逐步下降的不同阶段。女性卵巢功能减退是一个逐渐变化的过程，卵巢储备功能不良，是指卵巢内卵母细胞的数量减少和/或质量下降，伴

抗米勒管激素水平降低、窦状卵泡数减少、卵泡刺激素（FSH）升高，表现为生育能力下降，但不强调年龄、病因和月经改变。早发性卵巢功能不全，是指女性在40岁以前出现的卵巢功能减退，主要表现为月经异常、FSH升高、雌激素波动性下降，进一步可发展为卵巢早衰。卵巢早衰，即女性40岁以前出现闭经、FSH大于40国际单位/升和雌激素水平降低，并伴有不同程度的围绝经期症状。

多数患者的发病原因目前尚不完全明确，主要可能与遗传因素有关，其他影响因素包括手术原因引起卵巢组织缺损或者局部炎症、放化疗诱导卵母细胞凋亡或者破坏颗粒细胞的功能，也可能与不良生活环境、不良生活作息及不良嗜好有关。

《黄帝内经》以七岁为一个生理年龄段，论述女性一生不同年龄时期肾对女性健康的影响。肾主宰着女性的生长、发育、衰老的过程，女子一生的自然盛衰现象实际上是肾的自然盛衰的外在表现。以肾的盛衰注释卵巢的盛衰：女性35岁过后，卵母细胞的数量加速减少，质量衰退，37岁时卵泡加快闭锁，38岁时卵子数量显著减退，在此生理转折时期，受身体内外环境的影响，如素体阴阳有所偏衰，素性抑郁，宿有痼疾或家庭、社会等环境变化，易导致肾阴阳平衡失调而发病。

【中医分型调理】

（一）肾阴虚型

1. **形成原因** 多因先天禀赋不足，或久病耗伤，或房劳过度，或生产过多，或过服温燥劫阴之品导致精血耗伤而发病。

2. **日常表现** 月经周期紊乱，经色鲜红，白带少而阴道干涩，烦躁易怒，自觉手心、脚心发热，睡眠差。

3. **调理原则** 滋养肾阴，佐以潜阳。

4. **调理方法**

（1）常用保健中药：熟地黄、枸杞子。

熟地黄滋肾水，补真阴，填骨髓，生精血，尤善滋补肝肾

尤昭玲
中医调治女人病

You Zhaoling
Zhongyi
Tiaozhi
Nüren Bing

086

之阴，是药王孙思邈的长寿秘方，以乌黑有光泽、黏性大、质地柔软而带韧性、无臭味而甜者为优。

枸杞子补肝肾，益精血，补虚劳，可泡水服，也可作零食嚼服。

（2）药膳食疗：生地枣仁粥。

酸枣仁、生地黄各30克，粳米100克。用酸枣仁、生地黄煎汁200毫升，取汁与粳米熬煮成粥即可。此粥能滋阴补肾，养心安神。每日1次，宜常食。

（二）肾阳虚型

1. 形成原因　素体阳虚，或久居潮湿阴冷之处，或平时喜食寒凉之品等，损伤肾阳，且随着年龄的增长，阳气愈加不足，致温煦功能下降，气化不力而发病。

2. 日常表现　月经周期不规律，白带清稀、量多，易感疲倦乏力，怕冷，晨起面浮肢肿，大便不成形，腰酸腰痛。

3. 调理原则　温肾扶阳，佐以健脾。

4. 调理方法

（1）常用保健中药：鹿茸、紫河车。

鹿茸、紫河车均为血肉有情之品，为补阳良药。鹿茸善补肾阳，益精血，可以增强人体免疫力。紫河车善补气养血，益精血，自古被国人视为滋补上品，它能从根本上调节人体各器官的生理功能，激活细胞再生功能，使人精力旺盛、青春焕发。

（2）药膳食疗：干姜炖羊肉。

干姜30克，羊肉150克，盐等调料适量。将羊肉切丁，与干姜同入砂锅，加清水1升，文火炖至羊肉熟烂，加盐等调料即可。本品能温脾暖肾。吃肉饮汤，每日1次，至畏寒症状消失后停用。

（三）肾阴阳两虚型

1. 形成原因　肾内藏元阴元阳，阴阳相互依存，如出于某种原因而其中一方受损，虚损日久不愈，则可能导致阳损及阴或阴损及阳，最终出现阴阳两虚。

2. 日常表现　月经周期不规律，时常感觉头晕、腰酸，全身乏力，有时候怕冷，有时候又觉得燥热、汗出。

3. 调理原则　滋阴补阳。

4. 调理方法

（1）常用保健中药：山茱萸、菟丝子。

山茱萸性温而不燥，补而不峻，功善补益肝肾，既能益精，又可助阳，为平补阴阳之要药。

菟丝子始载于《神农本草经》，被列为上品，既可补阳，又可益阴，具有温而不燥、补而不滞的特点。

（2）药膳食疗：鳖甲羊肉汤。

鳖甲1 000克，羊肉500克，草果5克，生姜、胡椒、食盐、味精等各适量。将鳖甲除去内脏后洗净切块，将羊肉洗净后切块焯水，所有食材入锅中文火炖煮至肉烂。在汤中加入食盐、胡椒、味精即可食用。此汤能益肾补脾，生精壮阳。喝汤吃肉，每日2次。

（四）心肾不交型

1. 形成原因　忧愁思虑过度，或情志抑郁，致心火亢盛，向下耗损肾水；或者过劳伤肾，肾阴不足，肾阳相对偏亢，则出现各种心肾不交的症状。

2. 日常表现　月经周期不规律，白带量少，自觉阴道干涩，平时健忘，容易心慌，心烦，失眠多梦，腰膝酸软。

3. 调理原则　滋阴降火，交通心肾。

尤昭玲
中医调治女人病

You Zhaoling
Zhongyi
Tiaozhi
Nüren Bing

088

4. 调理方法

（1）常用保健中药：远志、莲子。

远志是沟通心肾的桥梁，既可作用于心，宁心安神，又可作用于肾，疏通肾气，使肾气上交于心。

莲子是很常见的药食同源之品，它是由植物莲的成熟果实去掉莲芯和外壳以后得到的白色果肉，有健脾益肾、宁心安神的作用。

（2）药膳食疗：白干参莲子汤。

白干参10克，莲子10枚，冰糖30克。将白干参洗净切片，莲子去芯后用水泡发。将白干参、莲子、冰糖放碗内，加水半碗，将碗放蒸锅内蒸炖1小时。此汤能益气养心，健脾安神。喝汤吃莲子，剩余白干参次日再加莲子如上法蒸炖、服用。每日1次，照上法可连用3次，最后将白干参一并吃掉。

（五）肝郁化火型

1. 形成原因　情志不遂，或突然遭受精神刺激时，常导致肝失疏泄，气机郁滞，日久化火，影响气血正常运行。

2. 日常表现　月经周期紊乱，量时多时少，经前及经期可出现乳房胀痛，平时多愁易怒，自觉口苦，胸腹胀痛，白带量少，阴道干涩，外阴瘙痒。

3. 调理原则　疏肝泻火。

4. 调理方法

（1）常用保健中药：龙胆草、柴胡。

龙胆草是保肝卫胆的战士，它味苦，性寒，入肝经、胆经，燥湿而降泄，能够有效帮助泻除肝胆实火。

柴胡亦主要作用于肝经、胆经，我们常常听到的"逍遥散"就以柴胡作为主要成分，它具有疏肝解郁的作用。

（2）药膳食疗：枸杞青笋炒瘦肉。

枸杞子、青笋、猪油各100克，猪瘦肉500克，料酒、白糖、酱油、盐、味精、香油各适量。将猪瘦肉洗净切长丝，青笋切细丝。炒锅加猪油烧热，猪瘦肉、青笋同入锅，烹入料酒，加白糖、酱油、盐、味精搅匀，投入枸杞子翻炒，淋入香油，炒熟即可。本品能补肝益肾，清肝明目。

【穴位调理】

1. 穴位处方 三阴交穴、归来穴、足三里穴。

三阴交穴：此穴位于内踝尖上3寸位置，将四指并拢横放在脚踝上面，食指的关节处便是三阴交穴。

归来穴：此穴在下腹部肚脐下4寸，前正中线旁开2寸处。

足三里穴：此穴位于小腿外侧，站位弯腰，同侧手虎口围住髌骨上外缘，其余四指向下，中指指尖处便是足三里穴。

2. 操作方法 每天用拇指或中指按压足三里穴、三阴交穴1次，每次每穴按压5～10分钟，注意每次按压要使足三里穴有针刺样的酸胀、发热感。归来穴可以艾灸，每天1次，灸15分钟，皮肤微微发热即可。

【生活禁忌】

保持良好的心态，适当散步运动，不要给自己过多的压力，不要熬夜，避免过度疲劳和紧张。

【常见认识误区与解读】

误区1：早发性卵巢功能不全不会影响怀孕。

解读：早发性卵巢功能不全提示卵巢的功能开始减退，卵泡的数量、质量和排卵能力都会降低，所以怀孕的概率就会降低。即使怀孕，由于卵巢功能低下，黄体分泌的孕激素相对不足，流产和不良妊娠并发症的风险也会增高，所以要爱护卵巢，别让熬夜和各种"生化武器"摧毁你的卵巢，错失"好孕"的机会。

尤昭玲
中医调治女人病

You Zhaoling
Zhongyi
Tiaozhi
Nüren Bing

090

误区2：月经量少、月经不规律就是卵巢早衰。

解读：卵巢早衰常见的月经改变为月经稀发伴月经量少，直至闭经，但并非所有月经情况的改变都跟卵巢早衰有关，如长期处于抑郁、不安、紧张等不良情绪，或长期服用各种避孕药，或多次进行宫腔操作如人工流产等，容易损伤子宫内膜，导致宫腔粘连，且可能导致月经周期及经量的改变。

八、多囊卵巢综合征

多囊卵巢综合征（PCOS）是青春期与育龄期女性最常见的妇科内分泌疾病之一，以持续无排卵、雄激素过多和胰岛素抵抗为主要特征，并伴有生殖功能障碍及糖脂代谢异常。临床表现有月经紊乱、肥胖、多毛、痤疮、黑棘皮、不孕及孕后流产等，并通过现代医学检查手段——超声检查可以看到卵巢内卵泡在12个及以上，直径为2~9毫米，即卵巢呈多囊样改变。中医学无此病名，根据其临床特征及表现，归属于"不孕""月经过少""月经后期""闭经""癥瘕"等范畴。

多囊卵巢综合征的确切病因尚不明确，可能是由某些遗传基因与环境因素相互作用引起的。多囊卵巢综合征有家族聚集现象，被推测为一种多基因病，目前研究涉及胰岛素作用相关基因、高雄激素相关基因和慢性炎症因子等。研究结果多集中在两大方面：第一，内部因素，此病可能与糖尿病并发引起胰岛素抵抗有关，也有部分患者是由遗传因素造成，比如基因突变；第二，外部因素，不良的生活方式，如长期饮食不均衡。

本病病性多属本虚标实，以脏腑功能失调为本，痰浊、瘀血阻滞为标，二者互为因果，作用于机体而致病。故临床表现多为虚实夹杂、本虚标实之证。其发病多与肾、脾、肝关系密切，但以肾虚、脾虚为主，加之痰湿、瘀血等病理产物作用于机体，导致"肾-天癸-冲任-胞宫"

生殖轴功能紊乱而致病。

【中医分型调理】

（一）肾虚夹痰型

1. 形成原因 素来体弱，肾气先天不足，肾气不能暖脾胃，使脾胃不能正常运化水谷而形成我们所需要的营养物质，就形成了痰湿，痰湿阻碍气血运行，导致月经推后、闭经、不孕等。

2. 日常表现 月经初潮迟，月经稀发，量少或闭经；肥胖，平时怕冷，手脚冰凉，嗜睡，腰酸，白带少而清稀。

3. 调理原则 温肾健脾，化痰散结。

4. 调理方法

（1）常用保健中药：肉桂、陈皮。

肉桂辛散温通，能行气血，通经脉，散寒止痛。它作为中药和重要调味料已有悠久的历史，是制作五香粉的必备原料。中医书记载其补命门火，平肝通四脉，引火归元，有强心、健胃、祛风邪、止吐的效用。

陈皮，俗话说"一两陈皮一两金，百年陈皮赛黄金"，医圣张仲景也在《伤寒杂病论》中提到陈皮入药，有润肺、止咳、化痰、健脾、顺气、止渴的药效。

（2）药膳食疗：腐竹炒苋菜。

水发腐竹100克，苋菜200克，油50克，葱丝、姜片、糖、盐、葛根淀粉各适量。将腐竹切段，炒锅加油，待热后放入姜片、葱丝炒出香味，放入腐竹段焖炒至七成熟，再加入苋菜翻炒，调加盐、糖至熟透，勾葛根淀粉汁，至汤汁明亮即可。本品能利湿化痰，通络减肥。

（二）肾虚夹瘀型

1. 形成原因 平时易潮热盗汗，或者是生产过多，耗竭真阴，导

尤昭玲
中医调治女人病

You Zhaoling
Zhongyi
Tiaozhi
Nüren Bing

092

致肾阴精血不足，血行不畅成瘀，而致月经稀少、闭经。

2. 日常表现 月经稀少或闭经，口干咽燥，腰膝酸软，心烦失眠，小便量少，大便干结。

3. 调理原则 养阴润燥，化瘀软坚。

4. 调理方法

（1）常用保健中药：枸杞子、女贞子。

枸杞子有滋补肝肾的作用，现代研究表明，它能降低血糖、软化血管，还能降低血液中的胆固醇和甘油三酯的水平。滋补肝肾是女贞子最重要的功效之一，它能提高肝肾功能，预防和缓解头晕耳鸣、耳聋、腰膝酸软等症状。平时把女贞子和枸杞子放在一起食用，会让女贞子滋补肝肾的功效更加出色。

（2）药膳食疗：苏木黑豆汤。

黑豆100克，苏木10克，香附15克，红糖、黄酒各适量。前三味药加水炖至黑豆烂熟，去苏木、香附，入红糖、黄酒适量。此汤能养血行血，破瘀调经。饮汤食豆，连服7～10天。

（三）肝郁脾虚型

1. 形成原因 平素容易生闷气，则肝气郁结，肝郁乘脾，脾失健运，气机失调，湿从内生，聚而生痰，痰湿阻滞经络，最终导致月经稀发、闭经、肥胖。

2. 日常表现 月经稀发甚或闭经，形体肥胖，多毛，胸闷心烦，泛恶纳差，乳房胀痛。

3. 调理原则 行气散结，健脾燥湿。

4. 调理方法

（1）常用保健中药：白术、白芍。

白术入脾经、胃经，可以健脾补气，因而适合脾气虚弱、运化失常、食少、便溏的人群。白芍能养血而柔肝，缓急而止痛，故可用于肝气不和所致的胸胁疼痛、腹痛及手足拘挛等症。白术味苦、甘，性温，补脾燥湿以培土，白芍味酸、甘，性寒，柔肝缓急以止痛，二药配伍，可于土中泻木。

（2）药膳食疗：豆腐红糖汤。

豆腐500克，红糖30克。豆腐洗净，切成小条块，加水适量，煮沸。放入红糖，再煮沸后出锅，晾温。此汤能健脾宽中，活血通经。连服7天为1个疗程。

（四）肝气郁结型

1. 形成原因　平素急躁易怒者或者闷闷不乐者，肝气易郁结不畅达，阻碍气血正常运行，则经血盈溢失常，肝气郁久亦可化热，因而出现一系列症状。

2. 日常表现　月经推迟，毛发浓密，面部长痤疮，乳房胀痛，容易急躁，口干喜饮，大便干结。

3. 调理原则　疏肝解郁，清肝泻火。

4. 调理方法

（1）常用保健中药：柴胡、薄荷。

柴胡味苦，性微寒，归肝经、胆经，具有疏肝升阳之功效，用于肝郁气滞、胸胁胀痛、脱肛、子宫脱垂、月经不调等。

《本草新编》："薄荷不特善解风邪，尤善解忧郁。"轻证薄荷可疏其郁滞，重者多辅佐柴胡等品而建功。

（2）药膳食疗：枸杞子青笋炒瘦肉。

枸杞子、青笋、猪油各100克，猪瘦肉500克，调料适量。将猪瘦肉洗净切长丝，青笋切细丝。炒锅加猪油烧热，将猪瘦肉、青笋同入锅，烹入料酒，加白糖、酱油、盐搅匀，投入枸杞子翻炒，淋入香油，炒熟即可。本品能补肝益肾，清肝明

尤昭玲
中医调治女人病

You Zhaoling
Zhongyi
Tiaozhi
Nüren Bing

094

目。分次佐餐食用。

【穴位调理】

1. 穴位处方 三阴交穴、归来穴、子宫穴。

三阴交穴：此穴位于内踝尖上3寸位置，将四指并拢横放在脚踝上面，食指的关节处便是三阴交穴。

归来穴：此穴位于下腹部，脐下4寸，距前正中线2寸处。

子宫穴：此穴位于下腹部，脐下4寸，前正中线旁开3寸处。

2. 操作方法 对于月经周期规律的女性，可以防患于未然，在经前1周左右按摩以上穴位，用拇指指腹揉捻，加大力度，以有轻微酸胀感为宜，按摩3~5分钟。月经已至则可在经期按揉以上穴位。归来穴、子宫穴可以艾灸，每天1次，灸15分钟，皮肤微微发热即可。

【其他调养方法】

1. 一般疗法 加强锻炼，控制体重，体重下降10千克可降低胰岛素水平40%，降低睾酮水平3.5%，并有可能恢复正常排卵；调整饮食，避免服用高雄激素制剂或食品，饮食清淡，戒除烟酒；起居有节；调畅情志。

2. 耳穴 子宫、卵巢、内分泌、脾、肾。

【生活禁忌】

定期检查，调畅情志，增强体质，避免过度疲劳和紧张，适当限制高脂肪、高糖类食物的摄入。

【常见认识误区与解读】

误区1：多囊卵巢综合征能够治愈。多囊卵巢时有时无。

解读：多囊卵巢综合征暂无确切有效的治愈方法，但可通过适当的调理改善相关症状，并通过医学干预帮助不孕患者解决孕育需求。根据尤昭玲教授的临床经验，当多囊卵巢综合征患者月经出现以下三种情况时，须及时就诊：①月经停闭超过两个月；②同一月经周期出血两次或以上；③月经淋漓十余天不干净。无以上情况且无怀孕需求的多囊卵巢综合征患者，平时可以通过调整生活方式、控制体重、适当运动来改善症状。另外，多囊卵巢综合征的患者，并非每一个月经周期都能在B超下看到卵巢呈多囊样改变，此种情况不能说明多囊卵巢时有时无或病情反复。

误区2：多囊卵巢综合征是不孕症，患有多囊卵巢综合征就不能怀孕。

解读：多囊卵巢综合征影响怀孕的最重要原因是排卵障碍，虽然卵巢里面卵泡数目多，但卵泡生长速度慢、形态不规则，常难以形成成熟、优质的卵泡，无法按时、规律地排卵，月经也就不会如期而至。若多囊卵巢综合征患者能够自行排卵，就可借助科学的监测手段来掌握排卵时间，完成自然受孕。月经稀发的患者，多需要借助药物干预来促排怀孕。

九、宫腔粘连

宫腔粘连又称为"阿谢曼综合征"，是指由各种原因造成子宫内膜基底层受损，功能层部分或完全缺失，从而引起部分或全部宫腔闭塞的一种病症。临床表现主要为月经量显著减少，甚至闭经，可伴有周期性下腹部疼痛。宫腔粘连可引起继发性不孕和再次妊娠流产或早产。目前多采用宫腔镜下粘连分离术治疗。中医没有"宫腔粘连"一说，根据其临床表现，当归属于"月经过少""闭经""不孕"等的范畴，应辨证施治。

目前，宫腔粘连的确切发病机制尚不清楚，可能与子宫内膜创伤、感染、低雌激素水平、遗传有关。其中子宫内膜创伤及感染较为多见，常见原因有：人工流产、刮宫，特别是在存在感染时进行宫腔手术；取放环、放疗后并发感染；等等。宫腔粘连的基本病机为胞脉虚瘀，冲任失调。金刃损伤胞宫脉络，或自身正气虚弱，导致气血运行不畅，瘀血

尤昭玲
中医调治女人病

You Zhaoling
Zhongyi
Tiaozhi
Nüren Bing

096

内生，阻滞冲任二脉，经脉运行不畅，形成宫腔粘连。

【中医分型调理】

（一）肾虚型

1. 形成原因 先天发育不足，或房事过度，或生产过多，导致肾气受损，精血不足，气血亏虚，经血不能正常盈溢。

2. 日常表现 月经量少或逐渐减少，甚至闭经，经血色暗淡，质稀，伴有腰膝酸软、头晕耳鸣、足跟痛，或小腹冷、夜尿多等症状。

3. 调理原则 补肾益精，养血调经。

4. 调理方法

（1）常用保健中药：鹿茸、核桃仁。

鹿茸，一直以来被视为滋补佳品，具有纯阳之性，其气升发，可补肾阳、益精血、调冲任，补肾之虚。

核桃仁，又名"胡桃仁"，为胡桃的干燥成熟种子，为药食同源之品，可补肾阳、益精血，其力较弱，多与其他中药配合使用，以加强补肾之功效。

（2）药膳食疗：王不留行炖猪蹄、鹿茸炖乌鸡。

王不留行炖猪蹄：王不留行30克，茜草、川牛膝各15克，猪蹄250克。将药材用纱布袋装好，与猪蹄共炖至猪蹄烂熟。本品能补益肝肾，活血调经。服汤食肉，每日2次，5日为1个疗程。

鹿茸炖乌鸡：鹿茸5克，净乌鸡250克，盐少许。将乌鸡切成小块，与鹿茸一起放入炖锅内，加水适量，炖锅加盖，文火隔水炖3小时，下盐调味即可。本品能补益肝肾，活血通经。

（二）血虚型

1. 形成原因 素体虚弱，或久病不愈，耗伤气血，或劳倦思虑过度，损伤脾胃，导致经血生成不足。

2. 日常表现　经期血量逐渐减少，或点滴即净，经血色淡质稀，或伴有小腹隐痛、头晕眼花、心悸怔忡、面色萎黄。

3. 调理原则　养血益气调经。

4. 调理方法

（1）常用保健中药：熟地黄、阿胶。

熟地黄，补阴益精生血，"大补血虚不足"，是治疗血虚证之要药，外形似红薯干，可当零食嚼服。

阿胶是驴干燥皮或鲜皮经煎煮浓缩制成的固体胶，为血肉有情之品。它味甘，性平，质润，为补血要药，一般烊化兑服，现在许多人自制阿胶糕，冬至左右吃效果更佳。

（2）药膳食疗：芝麻核桃糖、丹参鸡蛋。

芝麻核桃糖：黑芝麻、核桃仁各250克，赤砂糖500克，熟茶油适量。将赤砂糖入锅，加水适量，用文火煮至浓稠时停火。将黑芝麻、核桃仁炒熟，倒入赤砂糖内拌匀，然后倒入涂有熟茶油的瓷盘内，稍冷，用刀划分成条块即可。本品能养血益阴润燥。每日2次，每次服1块。

丹参鸡蛋：丹参30克，鸡蛋2枚。两味共煮2小时即成。本品能凉血益阴，活血调经。吃蛋饮汤，可连续服用。

（三）血瘀型

1. 形成原因　人工流产手术或者取放环等宫腔操作术后，子宫内膜受损，血结成瘀，或平素情志抑郁，气滞血瘀，导致血行不畅，经血难下。

2. 日常表现　月经血干涩难行，量少难下，颜色紫暗，有大血块，兼有小腹部胀痛，但是血块排出后胀痛减轻。

3. 调理原则　活血化瘀调经。

尤昭玲
中医调治女人病

You Zhaoling
Zhongyi
Tiaozhi
Nüren Bing

098

4. 调理方法

（1）常用保健中药：桃仁、红花。

桃仁，擅长疏通凝滞的血液，祛瘀力强，为治疗多种瘀血阻滞病症的要药。

红花，又称"红蓝花"，药用部位为管状花，颜色鲜红，故名，秉辛散温通之性，活血祛瘀之力强。

（2）药膳食疗：桃仁炖墨鱼、王不留行粥。

桃仁炖墨鱼：墨鱼100克，桃仁（去皮）10克。将墨鱼、桃仁放入砂锅，加水适量，炖至墨鱼熟透。本品能破血通经。食墨鱼饮汤。

王不留行粥：王不留行（用纱布袋装好）15克，粳米50克，调味料少许。将王不留行、粳米入水，煮至粥熟烂，加少许白糖或盐调味。此粥能活血通经。晨起服食，连续1周。

（四）痰湿型

1. 形成原因　平时湿气重，或因脾胃虚弱，不能很好地运化水谷，致体内生成痰湿，阻滞气血的运行，导致血行不畅。

2. 日常表现　月经量少或闭经，经色淡红，质黏腻如痰，形体肥胖，时有胸闷、呕吐、恶心的感觉，或者白带黏稠滑腻。

3. 调理原则　化痰燥湿调经。

4. 调理方法

（1）常用保健中药：苍术、半夏。

苍术，为祛湿第一药，味苦，性温，燥湿又能祛湿浊，现代有较多人湿气重，表现为口里发黏、大便冲不干净或稍食凉则大便不成形等。苍术作为祛湿必用药，使用频率比较高。

半夏因农历五月采收，正值夏季之半，故名，辛温而燥，功善燥湿浊而化痰饮，为燥湿化痰之要药。

（2）药膳食疗：三物通经汤、海带薏苡仁蛋汤。

三物通经汤：薏苡仁30克，丹参、山楂各15克，红糖适量。将前三味入水煮至熟烂，除去药渣，加入红糖即可。此汤能活血行瘀，渗湿消食。每日1次，连服1周。

海带薏苡仁蛋汤：海带30克，薏苡仁30克，鸡蛋1枚，胡椒粉、味精、猪油、食盐各适量。将海带洗净，切成条状，薏苡仁洗净，两者同放入高压锅内炖至极烂，备用。锅置旺火上，放猪油适量，将打匀的鸡蛋炒熟，随即将海带、薏苡仁倒入，加食盐、胡椒粉、味精各适量调味。此汤能利湿化痰，活血调经。佐餐服用，每日2次。

【穴位调理】

1. 穴位处方 中极穴、血海穴、合谷穴。

中极穴：中极穴位于下腹部前正中线上，肚脐下4寸之处。取仰卧位，将耻骨联合上缘和肚脐连线分为五等份，由下向上1/5处即为中极穴。

血海穴：坐在椅子上，将腿绷直，在膝盖内侧会出现一个凹陷的地方，在凹陷的上方有一块隆起的肌肉，肌肉的顶端就是血海穴。

合谷穴：以一手的拇指指尖关节横纹，放在另一手拇指、食指之间的指蹼缘上，当拇指尖下是合谷穴。

2. 操作方法 每天用拇指或中指按压血海穴、合谷穴1次，每次每穴按压5～10分钟，合谷穴以按压有针刺样的酸胀感或发热感为佳。中极穴可以艾灸，每天1次，灸15分钟，皮肤微微发热即可。

【其他调养方法】

耳穴：内分泌、内生殖器、肝、肾、皮质下、神门。

【生活禁忌】

忌食发物，避免悲观、消极、焦虑等情绪，禁久坐不动、熬夜、食后即睡等生活习惯，禁经期行房事、过度纵欲等不健康性行为。

尤昭玲
中医调治女人病

You Zhaoling
Zhongyi
Tiaozhi
Nüren Bing

100

【常见认识误区与解读】

误区1：宫腔粘连一定要做粘连分离手术治疗。

解读：不一定，首先要明确有无怀孕需求。如有怀孕需求，且经四维彩超评估，粘连程度较为严重，则建议在专业医生的帮助下行粘连分离手术，以尽快怀孕；若四维彩超评估粘连程度较轻，月经量尚可，且输卵管通畅，则可不考虑手术，尝试中药调理后怀孕；如无怀孕需求，单纯为缓解月经量少、痛经、闭经等症状，则无须进行粘连分离手术，只需对症治疗即可。

误区2：粘连分离手术是一劳永逸的，术后就不会再有粘连可能了。

解读：宫腔镜下粘连分离术是目前治疗宫腔粘连的常规术式，术后常规予雌孕激素口服疗法，以促进子宫内膜生长，防止再次发生粘连。但术后再次粘连的可能性仍较高，尤其是重度宫腔粘连，可能需要多次手术。因宫腔粘连及反复多次手术对妊娠率及妊娠结局均有不良影响，故有怀孕需求的女性在术后粘连复发前应尽快积极备孕。

十、子宫切口假腔

子宫切口假腔，医学上称为"子宫切口憩室"，又名"剖宫产瘢痕部位缺陷"，是剖宫产后子宫切口处愈合不良，使局部肌组织缺失的子宫局部缺陷。临床上会出现不规则阴道流血，甚至出现量少、淋漓不尽的月经，还可能会有持续性或间断性、慢性盆腔疼痛，并在出血期间疼痛更加明显，其临床表现可能会在剖宫产后月经复潮时就出现，也可能在剖宫产后几年才出现。假腔日久，易形成慢性炎症，甚或导致继发性不孕。

任何可能导致切口愈合不良的因素均可能导致子宫切口假腔的形成，诸如：剖宫产切口过高，上厚下薄；切口过低，宫颈血供少；缝合过密导致切口处缺乏血供；切口出血感染；子宫内膜异位症；等等。

根据症状，子宫切口假腔归属于中医"经期延长"甚至"崩漏"的范畴。发病的机理多因气虚冲任不固，不能制约经血；或热扰乱冲任，血海不宁，经血妄行；或湿热蕴结冲任，扰动血海，迫血妄行；或瘀阻冲任，血不循经，离经而行所致。

【中医分型调理】

（一）气虚型

1. 形成原因　素来体虚，或劳倦思虑过度导致脾气虚弱，气虚冲任不固，不能制约经血。

2. 日常表现　月经淋漓不尽，经色淡，质稀，平时易感疲倦乏力，气短懒言，小腹有空坠感，面色发白。

3. 调理原则　补气摄血，固冲调经。

4. 调理方法

（1）常用保健中药：人参、黄芪。

人参因其"根如人形，有神"，故称。它味甘，性温，补虚，能大补元气，一般另煎兑服，也可研粉吞服。人参药效强，但正宗的药材价格较贵，应根据个人情况适当服用。

黄芪，又名黄耆，李时珍谓"耆，长也，黄耆色黄，为补药之长，故名"。它味甘，性温，可入脾经，为补益脾气之要药。现在很多职业的从业人员，尤其是教师，因上班时大量耗气，而开始在保温杯里加入黄芪这一补气圣药。

（2）药膳食疗：白干参莲子汤、山药汤。

白干参莲子汤：白干参10克，去芯莲子15枚，冰糖30克。将白干参与去芯莲子放碗内，加水适量浸泡至透，再加入冰糖，置蒸锅内隔水蒸炖1小时左右，白干参可连用3次，第3次可连同白干参一起吃完。此汤能补气益脾，养心固肾。分早晚服食。

尤昭玲

中医调治女人病

You Zhaoling
Zhongyi
Tiaozhi
Nüren Bing

102

山药汤：山药500克，杏仁30克，小米750克，酥油50克，白糖25克。将山药洗净，切片备用；将小米洗净，炒至干香，备用；将杏仁浸泡1～2小时后，晾干，炒熟，去皮尖，切碎，备用。将小米、杏仁、山药加清水，煮沸至稍稠，再加白糖和酥油调匀。此汤能补虚益气，温中润肺。佐餐服用，每日2次。

（二）阴虚内热型

1. 形成原因　患者形体偏瘦，素体阴虚，或久病不愈伤阴，或生产过多、房劳过度致阴血损耗，阴虚则生内热，热邪扰动，经血妄行。

2. 日常表现　经期时间延长，月经量少，色鲜红质稠，咽干口燥，或潮热、两颧泛红，或手心、脚心发热。

3. 调理原则　养阴清热，凉血调经。

4. 调理方法

（1）常用保健中药：地骨皮、墨旱莲。

地骨皮为枸杞的根皮，又名"枸杞皮"，甘寒清润，善清虚热，除骨蒸，为凉血退热除蒸之佳品。

墨旱莲因"断之有墨汁出……细实颇如莲房状"而得名，长于补肝肾之阴，又能凉血止血。墨旱莲和女贞子合用为"二至丸"，为滋阴清热常用的搭配，且效果显著。

（2）药膳食疗：生地黄鸡、山药芝麻糊。

生地黄鸡：生地黄250克，雌乌鸡1只，饴糖150克。将雌乌鸡宰杀后去毛，洗净，去内脏备用；将生地黄洗净，切片，入饴糖，调拌后塞入鸡腹内；将鸡腹部朝下置于锅内，于旺火上笼蒸2～3小时，待其烂熟即可。本品能滋补肝肾，补益心脾。

山药芝麻糊：山药15克，黑芝麻120克，粳米60克，鲜牛乳200毫升，冰糖120克，玫瑰糖6克。将粳米淘净，用水泡约

1小时，捞出沥干，文火炒香；将山药洗净，切成小颗粒；将黑芝麻洗净沥干，炒香；将上述三味同入盘中，加鲜牛乳、清水调匀，磨细，滤去细渣，取浆液待用；另取锅加入清水、冰糖，烧沸溶化，将粳米、山药、芝麻浆慢慢倒入锅内，不断搅动，加玫瑰糖搅拌成糊状，熟后起锅。本品能滋补肝肾。每日2次，早晚各1碗。

（三）湿热蕴结型

1. 形成原因 月经期或生产过后，失于调摄，或不禁房事，或过食辛辣刺激及滋腻之物，致湿热之邪乘虚而入，湿热蕴结，扰动血海。

2. 日常表现 经行时间延长，量不多，或色暗，质黏稠，白带量多，颜色或红或白或黄，下腹有热痛感。

3. 调理原则 清热祛湿，止血调经。

4. 调理方法

（1）常用保健中药：龙胆草、黄柏。

龙胆草"叶如龙葵，味苦如胆"，它味苦，性寒，清热燥湿，尤善清下焦湿热，常用治下焦湿热所致诸证。现代研究发现其可抗炎镇痛，适用于假腔所引起的子宫内膜炎及慢性盆腔炎。

黄柏为黄皮树、黄檗的干燥树皮，苦寒沉降，长于清泻下焦湿热，还可增强机体免疫力。

（2）药膳食疗：鱼腥草饮、蒲公英紫花地丁绿豆汤。

鱼腥草饮： 鲜鱼腥草100～200克（或干品减半）。将鲜鱼腥草洗净，捣烂取汁，饮服；或将干品洗净，煎煮15分钟，去渣取汁。本品能清热解毒，消痈排脓，利水通淋。代茶饮服。

蒲公英紫花地丁绿豆汤： 蒲公英30克，紫花地丁30克，绿豆60克。将蒲公英、紫花地丁洗净，切碎，将其一同放入锅

尤昭玲

中医调治女人病

You Zhaoling
Zhongyi
Tiaozhi
Nüren Bing

104

内，加水适量，煎煮30分钟，去渣取汁；再将药汁放入锅内，加水适量，入绿豆，煮至绿豆熟烂。此汤能清热解毒利湿。每日2次，温服。

（四）血瘀型

1. 形成原因　平素情志抑郁，或急躁易怒，导致气机郁滞，血行不畅，或不慎感受外来邪气，邪气与经血相搏成瘀，瘀阻胞宫，则血不循经。

2. 日常表现　经行时间延长，量或多或少，经色紫暗，多有血块，经行下腹疼痛，拒按。

3. 调理原则　活血祛瘀，理冲止血。

4. 调理方法

（1）常用保健中药：三七、蒲黄。

三七功善止血，又能祛瘀，有止血不留瘀、化瘀不伤正的特点，一般可煎服或研末吞服，也可适量外用，平时较为多见的是三七粉，多居家备用，用于跌打损伤之后消肿化瘀。

蒲黄因其为"蒲科植物，花粉色黄"而得名，长于收敛止血，兼有活血行瘀之功，为止血行瘀之良药，有止血不留瘀的特点。

（2）药膳食疗：益母草童子鸡、益母草煮鸡蛋。

益母草童子鸡：益母草15克，童子鸡500克，冬菇15克，火腿5克，香菜叶2克，鲜月季花10瓣，绍酒30毫升，白糖10克，调料少许。将益母草洗净，置碗内，加绍酒、白糖上屉，蒸1小时后取出，用纱布过滤，取汁备用；童子鸡入沸水汆透后捞出，将药汁、童子鸡放在砂锅内，加配料煮开后，小火煨至熟烂。本品能活血化瘀，调经止痛。

益母草煮鸡蛋：益母草30～60克，鸡蛋2枚。将鸡蛋洗净，与益母草加水同煮，熟后剥去蛋壳，入药液中复煮片刻。本品能活血调经，利水消肿，益气养血。吃蛋饮汤，每日1剂，连用5～7日。

【穴位调理】

1. 穴位处方　关元穴、三阴交穴、隐白穴。

关元穴：此穴位于肚脐中央下3寸处。将耻骨和肚脐连线分为五等份，由下向上2/5处即为关元穴。

三阴交穴：此穴位于内踝尖上3寸位置，将四指并拢横放在脚踝上面，食指的关节处便是三阴交穴。

隐白穴：此穴位于足大趾内侧，距趾甲角0.1寸处即隐白穴。

2. 操作方法　每天用拇指或中指按压关元穴、三阴交穴1次，每次每穴按压5～10分钟，三阴交穴按压以有针刺样的酸胀感、发热感为宜。隐白穴可点刺放血，每天1次，每次出血2～3滴即可。

【其他调养方法】

耳穴：取内分泌、卵巢、子宫、皮质下。

【生活禁忌】

忌生冷、辛辣刺激之品及发物，经期避免过度劳累，避免忧思郁怒，经期及产褥期禁房事。

【常见认识误区与解读】

误区1：子宫切口假腔患者不可以再次妊娠。

解读：子宫切口假腔患者如有再孕需求，为保证妊娠安全及良好的妊娠结局，备孕前须进行评估：①行经期小于10天；②B超检查宫腔内无积液；③B超下假腔尖端距子宫浆膜层应大于3毫米；④如果是双腔，上位假腔与下位假腔间距也应大于3毫米。若具备以上条件，可备孕，并于孕后及时检查排除切口妊娠的可能性。若不符合以上要求，再次妊娠可能存在子宫破裂、胎盘植入、人工流产后子宫穿孔等风险。

尤昭玲
中医调治女人病

You Zhaoling
Zhongyi
Tiaozhi
Nüren Bing

106

误区2：子宫切口假腔患者经期一定会延长。

解读：假腔的异常子宫出血具体可表现为：①经期延长9～20天；②月经干净后又出血，淋漓不尽；③不规则流血，时多时少，时有时无；④经前出血，即少量出血后再行经。其中，经期的长短与假腔口的朝向密切相关。如假腔口朝上，腔内经血流出不畅，则月经干净后腔内仍会有少量血流出，经期随之延长；如假腔口朝下，腔内经血连同宫腔内的经血一起排出，则经期长短可能不受其影响。

十一、卵巢囊肿

卵巢囊肿是女性生殖系统常见的肿瘤之一，在育龄期女性中发病率较高，大多数表现为良性。作为妇科常见病，其临床症状早期不明显，不易被察觉，大多通过体检偶然发现。随着囊肿增大，女性可出现腹痛、腹部肿块、腹部坠胀感、月经紊乱、白带异常、月经量增多等临床表现，从而影响日常生活。卵巢囊肿病情进展虽然较慢，但若出现囊肿扭转、蒂转，随之引发破裂或是有出血倾向，出现感染、恶变等风险，则将严重影响女性的身体健康，甚至威胁生命。

卵巢囊肿具体发病原因目前尚未明确。随着对卵巢囊肿发病机制研究的进一步深入，很多学者发现，卵巢囊肿患者体内激素水平会出现异常。可以推测，内分泌失调可能会引发卵巢囊肿。而环境污染、吸烟、电离辐射等因素，或是胆固醇摄入过多及高血脂等都可能影响内分泌。反复发作的盆腔感染容易诱发输卵管壁增厚，导致炎性渗出，进而影响卵巢正常功能而形成囊肿。其他如子宫切除术也可能引发卵巢囊肿；也可能是遗传影响引发囊肿，研究发现，有20%～35%的卵巢囊肿患者有相关家族史。

古代中医学把卵巢囊肿记载为"积聚""癥瘕""肠覃"的范畴，认为女性"寒凝胞中、瘀血凝滞"可致该病，为妇女所特有。现代中医认为，卵巢囊肿的病因主要是手术伤身、情绪失控、摄生不良、外邪入体等，导致机体脏腑功能失调，病理机制主要是血瘀。当机体受到外部刺激时，脏腑功能受损，影响气血运行，甚至部分气血逆道而行（即"离经之血"），进一步加重气血的运行障碍，使气血聚集在机体的下腹处，导致机体的胞宫、胞脉以及冲任等部位出现血瘀而发病。

【中医分型调理】

（一）气滞血瘀型

1. 形成原因 平素心情不顺遂，容易生闷气，导致肝气郁结，血流不畅，日久则瘀血在局部积聚停留，最终形成包块。

2. 日常表现 下腹可扪及包块，经前乳房胀痛，月经期或者平时容易出现小腹部针刺样疼痛。

3. 调理原则 疏肝理气，活血化瘀，软坚消癥。

4. 调理方法

（1）常用保健中药：当归、郁金。

李时珍在《本草纲目》中称："古人娶妻为嗣续也，当归调血，为女人要药，有思夫之意，故有当归之名。"当归能活血补血，为妇科调经要药。

郁金为郁闷者的"黄金"，可行气解郁，活血止痛，使气机通畅，气机通畅了，则郁闷之人也能条达开阔。

（2）药膳食疗：橘红楂曲麦芽汁。

山楂、麦芽、神曲各15克，橘红10克。以上四味共煎煮30分钟，去渣取汁，兑入适量红糖拌匀。本品能行气散结，化瘀消瘤。每日2次，代茶饮。

（二）寒凝血瘀型

1. 形成原因 感受寒邪，或过食生冷，致寒客冲任，与血相搏，寒性收引凝滞，使气血凝滞不畅，日久成瘀，形成包块囊肿。

尤昭玲
中医调治女人病

You Zhaoling
Zhongyi
Tiaozhi
Nüren Bing

108

2. 日常表现 下腹包块质硬，小腹冷痛，温热小腹则症状缓解，平时月经推后，量少，容易痛经，有血块，手脚冰凉。

3. 调理原则 温经散寒，祛瘀消癥。

4. 调理方法

（1）常用保健中药：生姜、吴茱萸。

生姜能温中散寒，月经期小腹冷痛的时候，喝红糖生姜水可以散寒止痛。

吴茱萸据说因生长在吴国，原称为"吴萸"，因有一次楚王受寒而旧病复发，一个朱姓大夫将吴萸熬汤治好了楚王，于是吴萸改名为"吴茱萸"。其散寒止痛的功效强。

（2）药膳食疗：桂枝茯苓粥。

桂枝60克，茯苓、芍药、牡丹皮、桃仁各120克，小米适量。将前五味共研细面，再与小米煮成稠粥。此粥能温经活血，通脉消癥。每日3次，每次1碗。

（三）痰湿内盛型

1. 形成原因 平素喜生冷，或长期居于潮湿的地方，导致痰湿内结，阻滞气机，气血运行不畅，加上痰湿瘀积，就形成了包块。

2. 日常表现 下腹包块按之不坚，平时身体困重，体形肥胖，胸口闷，肢体困倦，带下量多，色白质黏稠，大便黏滞不成形。

3. 调理原则 化痰除湿，活血消癥。

4. 调理方法

（1）常用保健中药：半夏、橘红。

半夏味辛，性温而燥，可燥湿化痰，降逆和胃，散结消痞，为"治湿痰之主药"。橘红味辛、苦，性温燥，可理气行滞，燥湿化痰，乃"治痰先治气，气顺则痰消"之意。两者强强联合，治疗痰湿有奇效。

（2）药膳食疗：海带三棱汤。

海带、三棱、莪术、海藻、白芥子各9克，肉桂3克，砂糖适量。将诸味入砂锅共煎汤，武火煮沸，文火煎40分钟，去渣取汁，入砂糖调味。此汤能活血化瘀，软坚散结。每日1剂，分早晚服食，连用10日为1个疗程。

（四）气虚血瘀型

1. 形成原因　平素体弱，易患感冒，或久病伤气，气虚无力推动血液运行，导致血液停聚成瘀，形成包块。

2. 日常表现　下腹部有结块，有下坠感，月经量多，或经期延长，月经色淡红，有血块，月经后容易出现小腹疼痛，面色萎黄，气短无力。

3. 调理原则　补气活血，化瘀消癥。

4. 调理方法

（1）常用保健中药：黄芪、当归尾。

黄芪为补气要药，可固护体表，提高人体免疫力，亦可推动血液运行。当归尾能活血通络。古代名医东垣老人（李杲）的当归补血汤，将这两味药以5∶1的比例组合，使补气生血功效大大增强，对气血不足、气虚血瘀的人来说，是一个可以常喝的保健方。

（2）药膳食疗：何首乌大枣汤。

何首乌15克，大枣10枚，向日葵盘（或秆）适量。将向日葵盘剥皮，取白芯适量，与何首乌、大枣共煎汤。此汤能健脾养血，消瘤抗癌。饮汤食枣，每日1次，连服20～30日。

尤昭玲

中医调治女人病

You Zhaoling
Zhongyi
Tiaozhi
Nüren Bing

110

（五）肾虚血瘀型

1. 形成原因　素有肾气不足，或房劳多产，耗伤肾气，肾虚，无力推动气血运行，致气血运行不畅，瘀血停聚在局部，形成包块。

2. 日常表现　下腹部有包块，月经一般推后，量或多或少，经色紫暗，有血块，受孕困难，平时容易腰膝酸软，月经期可加重，小便清长，夜尿多。

3. 调理原则　补肾活血，消癥散结。

4. 调理方法

（1）常用保健中药：熟地黄、牛膝。

熟地黄有补肾益精血的作用，不但可以大大改善气血问题，还能补肾益髓，即古人所云："大补五脏真阴。"

牛膝归肝经、肾经，性善下行，长于活血通经，多用于妇科瘀滞经产诸疾。

（2）药膳食疗：山楂核桃茶。

核桃仁150克，山楂50克，白糖200克。取核桃仁洗净，用水略泡，磨成浆状。将山楂用水洗净后浓煎，去渣取汁，兑入白糖及核桃浆，继续煮沸，出锅晾凉。此茶能补肾活血，润肠止痛。代茶饮，经常喝。

（六）湿热瘀阻型

1. 形成原因　素来体质湿热，或经期、生产后感受湿热之邪，或过食肥甘厚味，导致湿热之邪留于体内，阻滞气机，气血运行不畅，湿热跟气血瘀积在一起，形成包块。

2. 日常表现　下腹部有包块，小腹胀痛，平时带下量多，色黄，心烦，口臭，舌苔黄、厚腻。

3. 调理原则　清热利湿，消癥散结。

4. 调理方法

（1）常用保健中药：冬瓜皮、薏苡仁。

冬瓜皮味甘、淡，性微寒，能清热、利水、消肿。

薏苡仁有生薏苡仁和炒薏苡仁两种。其中，生薏苡仁性偏寒凉，有利水渗湿、健脾、除痹、清热排脓的功效，利湿作用较强，炒薏苡仁以健脾为主。

（2）药膳食疗：蓖麻蛋汤。

蓖麻子3粒，鸡蛋1枚，白花蛇舌草30克。将蓖麻子捣碎，鸡蛋去壳后盛碗里，搅拌均匀后加热煮蛋40分钟，同时加入白花蛇舌草30克，加水煎服。此汤能清热，拔毒，消肿。吃鸡蛋，用药汤送服，每日1次，连服10日为1个疗程。

【其他调养方法】

外敷：当归尾、白芷、赤芍、丹参、小茴香、生艾叶各30克。将以上药材装入大小适宜的纱布袋，先用水泡30分钟，再隔水蒸15分钟，最后将纱布袋稍晾凉后置于小腹上，以无灼痛感为度。每日1剂，每日2次，每次20～30分钟，20次为1个疗程。

【生活禁忌】

饮食上忌食羊肉、韭菜、竹笋等发物，少食烟酒、辛辣刺激油腻之品及霉变食物、腌制食品等。

【常见认识误区与解读】

误区1：发现了卵巢囊肿就要做手术切除。

解读：卵巢囊肿分为生理性囊肿和病理性囊肿，生理性囊肿的形成和月经有关，一般3～6个月后复查时会自然消失。若是囊肿一直存在或持续增大，可以完善肿瘤标志物等检查后，结合自身情况及医生评估，判断是否有手术的必要。观察期最好不要剧烈运动，一旦出现下腹剧烈疼痛，立马就医治疗，排除囊肿破裂和囊肿蒂扭转的情况。

尤昭玲

中医调治女人病

You Zhaoling
Zhongyi
Tiaozhi
Nüren Bing

112

误区2：卵巢囊肿不处理会癌变。

解读：卵巢囊肿发生癌变的概率很小，但是随着年龄的增加，癌变的概率也会增大，所以要定期体检复查，如果卵巢囊肿短期内迅速增大或是肿瘤标志物超出标准值3倍以上，应尽快就医，进行手术治疗。

十二、子宫肌瘤

子宫肌瘤由平滑肌和结缔组织增生而成，是女性生殖器官中最常见的良性肿瘤，肌瘤可生长在子宫的任何部位，单个或多个，大小不一，多发生于30～50岁生育期女性，常引起下腹包块、月经量多、经期延长、月经周期缩短或不规则阴道出血、白带增多，部分患者可能会不孕、流产、早产，严重者会出现继发性贫血、感染性腹痛等，它是导致子宫被切除的主要原因。很多患者因无症状或肌瘤小，没有发觉，所以疾病多在妇科检查或做B超时偶然发现。

子宫肌瘤的确切病因尚未明了。子宫肌瘤好发于生育期，青春期前少见，绝经后萎缩或消退，提示其发生可能与女性激素密切相关。生物化学检测证实子宫肌瘤中雌二醇的雌酮转化明显低于正常肌组织，子宫肌瘤中雌激素受体浓度明显高于周边肌组织，故认为子宫肌瘤组织局部对雌激素的高敏感性是子宫肌瘤发生的重要因素之一。可以这样理解，如果把子宫肌瘤拿去检查，会发现所含雌激素明显高于周边肌组织，故它与雌激素的水平高低有关。

本病中医诊断为"石瘕"，多由各种原因导致气血瘀滞在胞宫，使胞宫宫体内生瘤，以月经周期提前、经期延长、经量增多为主要表现。中医辨证除以寒凝血瘀、气滞血瘀、痰湿瘀结、痰热互结等实证为主外，尚有气虚血瘀等虚实夹杂证。中药治疗、食疗在增强体质、改善临床症状、缩小子宫肌瘤方面有确切疗效。

【中医分型调理】

（一）寒湿凝滞型

1. **形成原因**　因产时、产后寒湿之邪乘虚入侵胞宫，或经期冒雨涉水，过食生冷，致气血凝滞，瘀滞在子宫，形成肌瘤。

2. **日常表现**　下腹部有包块，带下量多，质地清稀，平时怕冷，四肢冰凉，受凉则下腹疼痛明显。

3. **调理原则**　温经散寒，活血化瘀，软坚散结。

4. **调理方法**

（1）常用保健中药：干姜、茯苓。

干姜取其辛热之性，温中以散寒湿；茯苓有健脾、利水、渗湿的功效，使湿邪经小便排出。干姜与茯苓相配，一热一利，热以胜寒，利以渗湿，使寒去湿消，达到散寒除湿的功效。

（2）药膳食疗：桂皮鸡蛋煎。

桂皮、小茴香各12克，乳香、没药各10克，鸡蛋6枚。将四味药材跟鸡蛋放锅内，加清水煎煮。蛋熟去壳后再煮1小时，使鸡蛋发黑，汁收尽。本品能温经散寒，养血消癥。每日服2次，每次吃1枚桂皮蛋，连服20日为1个疗程。

（二）气血瘀滞型

1. **形成原因**　平素抑郁，情志不舒，或烦躁易怒，性格强势，致肝郁气滞，血行受阻，经血壅滞，瘀留胞宫，日久形成包块。

2. **日常表现**　下腹有包块，平素郁郁寡欢，经前乳房胀痛，急躁易怒，小腹时常有针刺样疼痛。

3. **调理原则**　疏肝理气，活血化瘀，软坚散结。

4. **调理方法**

（1）常用保健中药：三棱、莪术。

三棱、莪术均可行气活血化瘀，止痛，消癥散结，它们作

尤昭玲
中医调治女人病

You Zhaoling
Zhongyi
Tiaozhi
Nüren Bing

114

用相似，但又各有擅长。三棱偏行气，莪术偏行血，两者合用，行气活血力强，能更好地散结消癥，对治疗子宫肌瘤有奇效。

（2）药膳食疗：山楂糖饮。

生山楂20克，鸡血藤50克，黄酒20毫升，红糖30克。将前三味入锅共煎汤，去渣取汁，调入红糖。本品能养血、活血、消瘤。以上为1日量，分2次代茶饮，20日为1个疗程。

（三）痰湿瘀结型

1. 形成原因　饮食不节，嗜食肥甘生痰之品，使得脾失健运，痰浊内生，阻碍气机，甚至影响血液运行，痰与气血相互搏结，久之阻滞胞宫脉络，形成肌瘤。

2. 日常表现　下腹有包块，时或作痛，按之柔软，带下量较多，白色，质黏腻，身体困重，大便黏滞不成形。

3. 调理原则　理气化痰，破瘀消癥。

4. 调理方法

（1）常用保健中药：陈皮、半夏。

说到痰湿，就不得不提到陈皮跟半夏，它们是二陈汤的主要成分。二陈汤被称为治痰的主方，其中陈皮味苦、辛，性温，理气燥湿，醒脾和胃，半夏功擅燥湿化痰，消痞散结。两者之所以被命名为"二陈"，是因为陈皮、半夏用陈旧者比较好，不过燥，不伤阴，效果更佳。

（2）药膳食疗：海带粳米汤。

夏枯草、海带各30克，怀牛膝15克，王不留行、三棱各9克，粳米60克。将前五味共煎汤，去渣取汁，加入粳米煮成稀粥，下红糖调味。此汤能活血化痰，消癥散结。每日2次，连服20日为1个疗程。

（四）瘀热交结型

1. 形成原因　月经期间或产后胞脉空虚，热邪乘虚而入，煎灼血液，使血液浓稠，运行不畅，日久成瘀热互结，滞塞经脉，聚于子宫，日渐增大，发为本病。

2. 日常表现　月经量多，色红，质地稠，有血块，心烦，口渴，喜欢喝冷饮，小便偏黄。

3. 调理原则　清热化瘀，凉血止血。

4. 调理方法

（1）常用保健中药：赤芍、牡丹皮。

赤芍专入肝经血分，善清泻肝火，同时可以活血化瘀，使瘀滞的血液运行通畅。

牡丹皮性寒，寒能清热，它善于清解血分实热，同时又有活血祛瘀之功。

（2）药膳食疗：丹芍紫草粥。

丹参30克，赤芍15克，紫草根20克，大黄、甘草各6克，薏苡仁60克，白糖适量。将前五味药煎汤去渣，下薏苡仁、白糖煮成粥。此粥能清热解毒，活血消瘤。每日1剂，分2次食，连服15～20日为1个疗程。

【穴位调理】

1. 穴位处方　带脉穴、中极穴、阴陵泉穴

带脉穴：此穴位于腹部，在第11肋骨游离端下方与肚脐平行的位置。

中极穴：此穴位于腹部前正中线上，肚脐下4寸处。将耻骨和肚脐连线分为五等份，由下向上1/5处即为中极穴。

阴陵泉穴：此穴位于小腿内侧，膝下胫骨内侧凹陷中。取穴时，手贴着内侧胫骨向膝盖方向滑动，至膝盖内侧胫骨末端下凹陷处。

尤昭玲
中医调治女人病

You Zhaoling
Zhongyi
Tiaozhi
Nüren Bing

116

2. **操作方法**　平躺在床上，用手轻捶自己腹部的两侧带脉100次左右即可。中极穴和阴陵泉穴均可以用灸法，每日1次或者隔日1次。

【其他调养方法】

1. **外敷**：参见"卵巢囊肿"部分。

2. **耳穴**：子宫、皮质下、膀胱、肝。

【生活禁忌】

子宫肌瘤为妇科常见病，多发于中年女性，因此，30~50岁女性应注意妇科普查，有子宫肌瘤者应慎用性激素制剂，绝经后子宫肌瘤继续增大者，应警惕发生恶变的可能。饮食上忌服辣椒、生葱、蒜等辛辣刺激性食物，以及龙眼、大枣、阿胶、蜂王浆等热性、凝血性及含激素成分的食品。

【常见认识误区与解读】

误区1：子宫肌瘤容易恶变。

解读：子宫肌瘤虽然带有"瘤"字，存在恶变的可能，但恶变率非常低，99%都是良性的。因此子宫肌瘤无症状者，定期复查即可，不必过分担忧。

误区2：临近绝经的女性发现子宫肌瘤后不用处理。

解读：围绝经期尤其是绝经后，因体内激素水平下降，大部分子宫肌瘤可萎缩变小，甚至消失。40岁以上无生育要求的女性，若子宫肌瘤未引起明显症状，可不予治疗，定期复查即可；若子宫肌瘤过大、过多，且症状明显，经药物治疗无效后可考虑切除子宫。若出现子宫异常出血的情况，应积极前往医院就诊。

十三、子宫内膜异位症/子宫腺肌病

子宫内膜异位症是指具有生长功能的子宫内膜组织生长在子宫腔被覆黏膜以外的身体其他部位。子宫腺肌病是指子宫内膜腺体及间质侵入子宫肌层中,伴随周围肌层细胞的代偿性肥大和增生,形成弥漫性病变或局限性病变,是一种良性疾病,既往曾称为内在性子宫内膜异位症。少数子宫内膜在子宫肌层中呈局限性生长,形成结节或团块,称为子宫腺肌瘤。本病多发于30～50岁经产妇,约半数患者合并子宫肌瘤。中医学古籍中没有"子宫内膜异位症"及"子宫腺肌病"的病名记载,根据其临床表现,可归属在"痛经""月经过多""经期延长""癥瘕""不孕"等病证中。

异位子宫内膜来源,至今尚未被阐明,目前对此讨论最多的是种植学说。简单来说,就是我们有活性的子宫内膜,由于各种原因,长到子宫之外的地方,异位的内膜像正常子宫内膜一样出现周期性剥脱出血,但无法从阴道正常流出,而是在局部瘀积,形成结节或包块,多伴有周期性、进行性疼痛。子宫内膜异位症的形成可能还与下列因素有关:遗传、免疫力、炎症等。

本病主要病机为瘀血阻滞,可能由外邪入侵、情志内伤、房劳、饮食不节或手术损伤等诱发,导致机体脏腑功能失调,气血失和,部分经血不循常道而逆行,以致"离经"之血瘀积,留结于下腹,阻滞冲任、胞宫、胞脉、胞络而发病。

【中医分型调理】

(一)气滞血瘀型

1. 形成原因 平素抑郁,或情志不舒,急躁易怒,或性格强势,致肝郁气滞,经血壅滞,滞塞不通而发病。

2. 日常表现 经前或经期小腹胀痛,乳房或两胁胀痛,拒按,有

尤昭玲
中医调治女人病

You Zhaoling
Zhongyi
Tiaozhi
Nüren Bing

血块，月经后多缓解。

3. 调理原则 疏肝理气，活血祛瘀。

4. 调理方法

（1）常用保健中药：川芎、延胡索。

川芎，被称为"血中之气药"，可以理解为川芎不仅有很强大的活血作用，而且可以行气，具有止痛的功效。延胡索可以活血、行气，更广为人知的是它的止痛效果好。川芎配伍延胡索可以各自发挥作用，起到行气、活血、止痛的功效。

（2）药膳食疗：红花山楂药酒。

红花50克，山楂片300克，白酒500毫升。将前两味药浸入白酒中，1周后即可饮用。本品能活血化瘀，通经止痛。每日服2次，每次10毫升，每次月经前3日开始服。

（二）寒凝血瘀型

1. 形成原因 月经期间淋雨、下冷水、受凉、贪吃冷饮等，导致寒湿侵袭，经血凝滞而流出不畅，不通则痛。

2. 日常表现 经前或经期小腹冷痛，拒按，得温热则疼痛减轻，月经量少，颜色黯淡，有血块，平素手脚冰凉，怕冷。

3. 调理原则 温经散寒，活血祛瘀。

4. 调理方法

（1）常用保健中药：干姜、肉桂。

干姜是药材，也是食物，它性温热，可温经散寒以除湿，寒散则血行，若血气调和流畅，疼痛就能得到缓解。

肉桂是温热药，能行气血，通经脉，散寒止痛，中医古籍中记载其可补命门火，平肝通四脉，引火归元，有强心、健胃、祛风邪、止吐的效用。

（2）药膳食疗：当归肉桂酒。

当归30克，肉桂6克，甜酒500毫升。用甜酒浸泡当归、肉桂1周以上即可饮用。此酒能温经祛寒，活血通脉。每日2次，每次30～60毫升，经前、经期服用。

（三）气虚血瘀型

1. 形成原因 饮食不节，思虑过极，劳倦过度，或大病久病，容易损伤脾气，脾虚则气血生成不足，气虚运血无力，血行迟滞，流出不畅，不荣则痛，不通则痛。

2. 日常表现 经期或经后小腹隐隐作痛，揉按则疼痛可稍减，下腹部有下坠感，月经量偏少，颜色淡，质地稀薄，神疲乏力，面色萎黄，胃口不好。

3. 调理原则 益气升阳，活血祛瘀。

4. 调理方法

（1）常用保健中药：黄芪、山药。

黄芪为补气要药，气足则可推动血液运行，改善瘀滞，还可顾护体表，提高人体免疫力。

山药性平，平时用山药煲汤、清蒸，常食可起到健脾益气的功效。

（2）药膳食疗：黄芪乌鸡汤。

乌鸡1只，黄芪30克，盐适量。将黄芪略洗，放入鸡腹中；将鸡放入砂锅内，加水1升，煮沸后改用文火，待鸡熟烂后，下盐调味。此汤能益气补血。吃肉喝汤，每日1～2次，月经干净后服用。

（四）热郁血瘀型

1. 形成原因 素性抑郁，气机不畅，血行受阻，日久成瘀，蕴久

尤昭玲
中医调治女人病

You Zhaoling
Zhongyi
Tiaozhi
Nüren Bing

120

化热，不通则痛，发为痛经。

2. 日常表现　经期或行经前后发热、腹痛，甚则经行期高热，直至经净，体温逐渐恢复正常，痛越剧，热越甚，痛处喜冷、拒按，伴口苦咽干，烦躁易怒，大便干结，性交疼痛。

3. 调理原则　清热和营，活血祛瘀。

4. 调理方法

（1）常用保健中药：赤芍、牡丹皮。

赤芍专门入肝经血分，善清泻肝火，能把血分的热邪清除掉，同时还有活血化瘀止痛之功。牡丹皮味苦，性寒，寒能清热解毒，它善于清解营、血分实热，又有活血祛瘀之功。两者都能在清泄火热的同时，活血化瘀，另外赤芍还可以止痛。

（2）药膳食疗：二金解郁饮。

金钱草、郁金各20克，蜂蜜适量。将金钱草、郁金洗净入锅，加适量清水煎煮取汁，加入蜂蜜调味即可。本品能清热解郁，活血调经。每日1～2次，经前3～5日始服，连服1周。

（五）痰湿血瘀型

1. 形成原因　平素体形肥胖，或饮食不洁，或喜食生冷，损伤脾胃，脾胃运化失司，水湿停聚体内，阻碍气机，气滞血瘀，痰瘀互结，发为痛经。

2. 日常表现　下腹结块，婚久不孕，经前或经行期小腹掣痛，疼痛剧烈，拒按，平时体形肥胖，头晕沉重，胸闷食少，呕恶痰多，带下量多，色白质黏，无味。

3. 调理原则　化痰散结，活血逐瘀。

4. 调理方法

（1）常用保健中药：陈皮、半夏。

说到痰湿，一定要提到陈皮、半夏。二陈汤（陈皮＋半夏）被称为治痰的主方，其中陈皮味苦、辛，性温，理气燥湿，醒脾和胃，半夏能燥湿健脾、止呕、消痞散结。陈皮、半夏之所以命名为"二陈"，是因为陈皮、半夏用陈旧者比较好，不过燥，不伤阴，效果更佳。

（2）药膳食疗：桃仁蛤粉饮。

桃仁15克，莪术、香附各12克，海蛤粉30克，米醋适量。将上述药材用米醋、清水各半煎汤，去渣取汁。本品能豁痰软坚，活血通经。每日1剂，早、晚温服，20日为1个疗程。

（六）肾虚血瘀型

1. 形成原因　先天不足，或房劳多产，耗竭真阴，导致肾阴精血不足，血行不畅成瘀。

2. 日常表现　经行前后出血，量少淋漓，腹痛，腰骶酸楚，头晕目眩，婚久不孕，即使怀孕亦易流产。

3. 调理原则　益肾调经，活血祛瘀。

4. 调理方法

（1）常用保健中药：熟地黄、牛膝。

熟地黄，古人云其"大补五脏真阴"。它不但可以补血，以大大改善气血问题，还能益肾填精，改善肾虚症状。

牛膝归肝经、肾经，性善下行，长于活血通经，多用于妇科瘀滞经产诸疾。

（2）药膳食疗：棉籽散。

棉籽100克，黄酒适量。将棉籽炒黄去壳，研细末。本品

尤昭玲

中医调治女人病

You Zhaoling
Zhongyi
Tiaozhi
Nüren Bing

能温肾补虚，调经止痛。每次服9克，每日服2次，用黄酒冲服，长期服用。

【穴位调理】

1. 穴位处方 三阴交穴、次髎穴、十七椎穴。

三阴交穴：此穴位于内踝尖上3寸位置，将四指并拢横放在脚踝上面，食指的关节处便是三阴交穴。

次髎穴：此穴位于骶部，当髂后上棘内下方，适对第二骶后孔处。

十七椎穴：此穴位于腰部后正中线上，第五腰椎棘突下凹陷处。

2. 操作方法 对于月经周期规律的女性，可以防患于未然，在经前1周左右按摩以上穴位，用拇指指腹揉捻，加大力度，以有轻微酸胀感为宜，每次3~5分钟。月经周期不规律的女性，月经已至则可在经期按揉以上穴位。

【其他调养方法】

1. 灌肠汤 三棱、莪术各10克，大血藤、皂角刺、蜂房、赤芍各12克，桃仁6克。各药材放药煲内，加水煎取药汁100毫升，保留灌肠，每日1次，连用7日。

2. 耳穴 子宫、卵巢、内分泌、交感、肝、脾。

【生活禁忌】

注意经期卫生，经期避免重体力劳动、剧烈运动和精神刺激，防止受凉、过食生冷、过食刺激性及热性食物。

【常见认识误区与解读】

误区1：子宫腺肌病患者难以怀孕。

解读：子宫腺肌病可造成不孕，其主要原因是有活性的子宫内膜在子宫肌层生长，造成宫腔内环境差，影响受精卵的着床及胚胎的植入和生长发育。但这并不意味着子宫腺肌病患者不能受孕，只是其受孕概率比正常人小一些，而是否可以正常怀孕取决于疾病的严重程度。轻度患者多可以自然受孕，且怀孕也有助于病情改善；中重度患者，则须先使用药物控制病灶的大小，再考虑备孕问题，以提高受孕概率，同时改善妊娠结局。

误区2：子宫腺肌瘤可以自愈。

解读：子宫腺肌瘤为子宫腺肌病的一种，是具有生长功能的子宫内膜腺体及间质侵入子宫肌层，日久形成团块或者结节，因其形态类似子宫肌瘤，我们称之为"子宫腺肌瘤"。大多数子宫腺肌瘤难以自愈，但由于该病为激素依赖性疾病，因此很多患者在绝经前后随着激素水平的下降，子宫腺肌瘤会逐渐萎缩变小，甚至消失。

十四、先兆流产

先兆流产，指妊娠28周前，先出现少量阴道流血，继之常出现阵发性下腹痛或腰背痛。妇科检查：宫颈口未开，胎膜未破，妊娠产物未排出，子宫大小与停经周数相符。中医将先兆流产归为"胎动不安"的范畴。妊娠期间出现腰酸、腹痛、小腹下坠，或伴有阴道少量流血者，称为"胎动不安"，又称"胎气不安"。

导致先兆流产的原因很多，主要包括胚胎因素、母体因素。胚胎因素主要是染色体异常，母体因素包括遗传因素、解剖因素、内分泌异常、感染等。另外，夫妇免疫不协调等也是导致流产的重要因素。

中医将胎动不安的发病机理归为冲任气血失调，胎元不固。冲脉为十二经脉之海，掌管女子月经及孕育功能；任脉主调理阴经之气血，为"阴脉之海"，任主胞胎。任冲二脉同起胞宫，相互沟通。若因饮食失宜、情志失调、房事失节或先天禀赋失衡，则冲任受损，固摄失司，胎元不固。

【中医分型调理】

（一）肾虚型

1. 形成原因 先天肾气不足，或久病及肾，或房劳过度、生产过

尤昭玲
中医调治女人病

You Zhaoling
Zhongyi
Tiaozhi
Nüren Bing

124

多，或怀孕后房事不节，损伤肾气，肾虚而胎儿失去固摄。

2. 日常表现　妊娠期腰膝酸软，腹痛下坠，或伴有阴道少量流血，色暗，或曾屡孕屡堕，或伴头晕耳鸣，小便频数，夜尿多。

3. 调理原则　固肾安胎，佐以益气。

4. 调理方法

（1）常用保健中药：菟丝子、桑寄生。

菟丝子，因其初生之根形似兔而得名，能补肝肾安胎，治肾虚胎元不固、胎动不安。现代研究发现，菟丝子内含一种黄体酮类物质，可以对胎盘和绒毛细胞产生作用，降低流产率，达到保胎的效果。

桑寄生因"寓他木而生，常寄生桑树上"而得名，能补肝肾、养血而固冲任、安胎元。

（2）药膳食疗：安胎鲤鱼粥。

活鲤鱼1条，糯米50克，葱花、姜丝、油、盐各适量。将活鲤鱼处理并洗净，适当切小块，与糯米共煮为粥，加葱花、姜丝、油、盐适量调味。此粥能止血，安胎，消肿。每日2次，空腹食用。

（二）气血虚弱型

1. 形成原因　素体虚弱，或饮食劳倦伤脾，或怀孕后呕吐严重，气血的来源不足，致系胎的经脉失去濡养。

2. 日常表现　妊娠期阴道少量流血，色淡红，质稀薄，可伴腰酸、小腹空坠而痛，或感疲倦乏力，面色发白，心慌气短。

3. 调理原则　益气养血，固冲安胎。

4. 调理方法

（1）常用保健中药：白术、杜仲。

白术因其根茎形如鼓槌，色黄白而得名，能益气健脾，脾健气旺，胎儿得养而自安，最好和人参、阿胶等补气血之品配伍。

杜仲因"昔有杜仲，服此得道"而得名，可补肝肾、固冲任而安胎。现代研究表明，杜仲不仅有较好的抑制子宫兴奋性、保住胎儿、减少疼痛的作用，还能缓解怀孕期间腰酸的症状。

（2）药膳食疗：艾叶炖母鸡、糯米阿胶粥。

艾叶炖母鸡：艾叶15克，老母鸡1只，调味品适量。将老母鸡处理后，入沸水中汆烫；将鸡肉放入砂锅内，加入艾叶及调味品，用小火煨至熟烂。本品能益气扶阳，温经散寒，止血安胎。食肉喝汤，佐餐食用，连用5～7天。

糯米阿胶粥：阿胶30克，糯米100克，红糖适量。将糯米淘洗干净，入锅加清水煮至粥将熟；放入捣碎的阿胶，边煮边搅，稍煮沸，加入红糖搅匀。此粥能滋阴润燥，补血止血。每日分2次服，连服3天，趁热空腹食用。

（三）血热型

1. 形成原因 素体阳气盛或阴虚内热，或情志不畅，气机郁结，日久化热，或怀孕后过食辛辣刺激之品，体内生热，怀孕后气血下行以养胎，使阴血更虚，热更甚，迫血妄行。

2. 日常表现 实热证，则妊娠期腰酸，小腹灼痛，或伴有阴道少量流血，色鲜红或深红，质稠；口渴，喜冷饮，小便短黄，大便秘结。虚热证，则妊娠期腰酸，小腹灼痛，或伴有阴道少量流血，色鲜红，质稀；或伴心烦，不得安宁，手心、脚心发热，咽干欲喝水，小便色黄，大便秘结。

3. 调理原则 清热固冲，止血安胎。

尤昭玲
中医调治女人病

You Zhaoling
Zhongyi
Tiaozhi
Nüren Bing

126

4. 调理方法

（1）常用保健中药：墨旱莲。

墨旱莲，因搓揉茎叶时有黑色的汁液流出，故名。它性凉入血分，善凉血止血，又能滋阴清热，为中医常用的养肝益肾、凉血止血的要药，常与其他具有安胎功效的中药配伍，用于血热导致的胎动不安，炒炭用则止血效果更佳。

（2）药膳食疗：墨旱莲粳米粥。

墨旱莲10克，白茅根15克，粳米60克。将墨旱莲、白茅根加水适量，煎取药汁约400毫升，放碗中沉淀，备用；再将粳米淘洗干净，放入锅中，倒入药汁中的上清液和适量清水，置武火上煮沸，再改用文火煮至米烂粥成即可。此粥能凉血止血，滋阴益肾。每日2次，连服3日，趁热空腹食用。

（四）血瘀型

1. 形成原因　孕前有子宫肌瘤、囊肿等，或怀孕后不慎跌倒闪仆，或有腹腔手术创伤等，都可导致瘀血阻滞胞脉，使新血不能下达养胎，反离经而走。

2. 日常表现　妊娠期腰酸，下腹刺痛或有下坠感，阴道不时流血，色暗红，大小便正常。

3. 调理原则　活血化瘀，补肾安胎。

4. 调理方法

（1）常用保健中药：胎菊花。

胎菊花，是杭白菊未开放的花蕊。胎，妇孕三月也，取象比类有安胎之功，其味辛，辛则发散，可推动气血运行，能安血瘀之胎动。胎菊花不仅具有很好的观赏价值，药用价值也不错，古时候是专门进贡给皇帝服用的茶饮。服用方法较多，日常可以直接用开水冲泡。现代研究证实，它有增强毛细血管的抵抗力和扩张动脉的作用，可保持血脉通畅。

（2）药膳食疗：双花饮。

三七花、胎菊花各10克。将三七花、胎菊花加水适量，武火煮沸后转小火煎煮15分钟，煎取药汁约200毫升即可。本品能益气化瘀，养血安胎。每日2次，连服3日，趁热温服。

（五）湿热型

1. 形成原因　平素喜欢吃肥甘厚味，湿热蕴藏体内，或怀孕后不慎感受湿热之邪，湿热与血相搏，蕴结子宫，阻滞气血，不得下达养胎。

2. 日常表现　妊娠期腰酸腹痛，阴道少量流血，或淋漓不尽，色暗红，或伴有反复低热，小便黄赤，大便黏腻。

3. 调理原则　清热利湿，补肾安胎。

4. 调理方法

（1）常用保健中药：黄芩。

黄芩有清热燥湿、止血安胎之功，安胎止血多宜炒炭用。由内热引起的胎动不安，甚至血热迫血妄行、阴道出血等先兆流产的迹象，都可以用黄芩安胎。因黄芩味苦，性寒，故不建议怀孕前后体质虚寒的孕妇长期服用，以防加重寒证。

（2）药膳食疗：白茅根车前饮。

白茅根、车前子（用纱布袋装好）各50克，白糖25克。将白茅根、车前子和适量水放入砂锅中，水煎20分钟，放入白糖即可。本品能凉血止血，利尿通淋。代茶频饮。

【穴位调理】

1. 穴位处方　脾俞穴、神阙穴、足三里穴。

尤昭玲
中医调治女人病

You Zhaoling
Zhongyi
Tiaozhi
Nüren Bing

128

脾俞穴：取坐位，肩胛骨下角水平线与脊柱相交所在的椎体为第七胸椎，向下数四个椎体为第十一胸椎，其旁开两横指处即脾俞穴。

神阙穴：此穴位于肚脐正中处。

足三里穴：此穴位于膝盖骨外侧下方凹陷处往下约四横指处。

2. 操作方法　每天用拇指或中指按压脾俞穴、足三里穴1次，每次每穴按压5～10分钟，注意每次按压要使足三里穴有针刺一样酸胀、发热的感觉。神阙穴可以艾灸，每天1次，灸15分钟，皮肤微微发热即可。

【其他调养方法】

1. 穴位注射法

（1）关元穴，按照穴位注射常规，注入黄体酮注射液10毫升，直至症状消失，连续注射4日。

（2）足三里穴，每日取一侧，两侧交替使用，按照穴位注射常规，注入黄体酮注射液5毫升，每日1次。

2. 耳穴　子宫、卵巢、肝、脾、肾、胃。

【生活禁忌】

不登高，不疾步快走，不提重物，不急刹车。避免过度活动及性生活，少吃辛辣刺激食物及发物，避免焦虑、恐慌、忧虑等不良情绪。

【常见认识误区与解读】

误区1：先兆流产是胎儿有问题，因此要选择放弃。

解读：出现先兆流产的原因很多，主要有胚胎因素、母体因素及母-胎互相作用因素。早期流产（妊娠12周前的流产）多由遗传因素、内分泌异常、免疫功能紊乱及易栓症等所致，晚期流产（妊娠12～28周的流产）多由宫颈功能不全、易栓症、严重先天畸形等导致。因此，先兆流产不一定是胎儿本身的问题，在未明确胎儿患有重大疾病前应积极保胎，定期产检。

误区2：保胎了，孩子就不会流掉了。

解读：先兆流产而妊娠有希望者，经休息及治疗，若流血停止及下腹痛消失，就可以继续妊娠；若经保胎治疗，阴道流血量增多或下腹痛加剧，则可发展为难免流产。妊娠有无希望的关键在于，出现先兆流产的原因是否经治疗可纠正和对继续妊娠有无影响。

十五、妊娠剧吐

妊娠剧吐是指孕妇在妊娠早期出现频繁恶心呕吐，引起脱水、电解质紊乱及代谢性酮症酸中毒，孕妇可出现体重较孕前下降5%以上的症状，严重者可导致多器官衰竭和死亡。该病是妊娠早期的常见病证之一，其中恶心发病率为50%～80%，呕吐发病率为50%，而有恶心呕吐的孕妇中通常只有0.3%～1%发展为妊娠剧吐，持续3周以上的妊娠剧吐可并发韦尼克脑病。中医将妊娠剧吐归为"妊娠恶阻"范畴。妊娠早期，出现严重的恶心呕吐、头晕厌食甚至食入即吐，则称为"妊娠恶阻"，又称"妊娠呕吐""子病""病儿""阻病"等。

妊娠剧吐的病因尚未完全明确，现代研究表明，妊娠剧吐可能与孕妇体内激素的变化、精神状态和社会因素、体内有幽门螺杆菌、营养素缺乏、遗传易感性等有关。常见的内分泌因素与人绒毛膜促性腺激素（HCG）水平明显升高有关，同时，60%的患者可伴发一过性甲状腺功能亢进，呕吐严重程度与游离甲状腺激素显著相关。

中医认为该病的主要发病机制为冲气上逆、胃失和降。孕后经血不泻，聚于冲任，冲脉气盛，上逆犯胃，胃失和降则呕恶。

【中医分型调理】

（一）胃虚型

1. 形成原因 素体脾胃虚弱，或怀孕后阴血下聚胞宫以养胎，胎气盛，夹胃气上逆。

2. 日常表现 妊娠早期，恶心呕吐，甚则食入即吐，脘腹胀闷，不思饮食，头晕，四肢倦怠，疲乏思睡。

3. 调理原则 健胃和中，降逆止呕。

尤昭玲
中医调治女人病

You Zhaoling
Zhongyi
Tiaozhi
Nüren Bing

130

4. 调理方法

（1）常用保健中药：砂仁、生姜。

砂仁，古人谓其为"醒脾调胃要药"，可化湿醒脾开胃，行气和中，且安胎止呕之效佳。

生姜，药用新鲜者，故名"生姜"，它辛散温通，能温胃散寒，和中降逆，其止呕功良，素有"呕家圣药"之称。

（2）药膳食疗：山药生姜粥。

山药30克，生姜15克，白糖适量。将山药研成细末，生姜加水煎煮取汁250毫升，将生姜汁倒入山药末中拌匀，加清水适量，煮3～5分钟，入白糖调味。此粥能健脾益胃，化痰止呕。每日食用3次。

（二）肝热型

1. 形成原因 平素急躁易怒，郁怒伤肝，肝郁日久化热，孕后血聚养胎，肝血更加虚弱，肝火更加旺盛，加上冲脉气盛，冲气、肝火上逆犯胃。

2. 日常表现 妊娠期呕吐酸水或苦水，胸闷不适，总是叹气，头晕眼花，口干口苦，喜冷饮，便秘，小便颜色深。

3. 调理原则 清肝和胃，降逆止呕。

4. 调理方法

（1）常用保健中药：竹茹、栀子。

竹茹能清热而降逆止呕，为治疗热证呕逆之要药，能很好地改善呕吐等状况，但是建议与其他中草药搭配使用，如芦根、生姜。

栀子，味苦，性寒，可清降、泻火、除烦止呕，因栀子苦寒，脾胃虚弱的人最好不要长期服用，否则可能会引起轻度腹泻。

（2）药膳食疗：竹茹芦根茶。

竹茹30克，芦根30克，生姜3片。以上三味水煎即可。本品可清热益胃，降逆止呕。代茶饮用。

（三）痰滞型

1. 形成原因　素体脾阳虚弱，水湿之气不化，痰饮停聚，怀孕后血聚养胎，冲脉气盛，冲气夹痰饮上逆，导致恶心呕吐。

2. 日常表现　妊娠早期呕吐痰涎，胸闷，胀满，胃口欠佳，口中黏腻，头晕眼花，心慌气短。

3. 调理原则　化痰除湿，降逆止呕。

4. 调理方法

（1）常用保健中药：半夏、旋覆花。

半夏因农历五月采收，正值夏季之半，故名。半夏入脾经、胃经，擅长燥中焦痰湿，为燥湿化痰、温化寒痰之要药。半夏有小毒，但经炮制后适量食用对胎儿没有什么影响。

旋覆花因"花绿繁茂，圆而覆下"而得名，它味苦能降，味辛能开，味咸能软坚，可消痰涎，又善降胃气而止呕、止噫。

（2）药膳食疗：良姜鸡肉炒饭。

高良姜、草果各6克，陈皮3克，鸡肉、米饭各150克，葱花、盐、料酒各适量。将高良姜、草果、陈皮洗净，加水煎取浓汁50毫升，鸡肉切片；起油锅，放入鸡肉片，加料酒、葱花煸炒片刻，倒入米饭，加盐及药汁再炒片刻即成。本品能散寒止痛，燥湿行气，降逆止呕。佐餐食用。

【穴位调理】

1. 穴位处方　中脘穴、胃俞穴、内关穴。

中脘穴：此穴位于胸骨下端和肚脐连线中点处。

尤昭玲
中医调治女人病

You Zhaoling
Zhongyi
Tiaozhi
Nüren Bing

132

胃俞穴：肚脐对应的腰部位置是第二腰椎棘突，往上数两个棘突的位置就是第十二胸椎棘突，左、右旁开两横指处为胃俞穴。

内关穴：攥一下拳头，可看到前臂内侧有两根突起的筋，此穴就位于这两根筋中间，腕横纹上2寸处。

2. 操作方法　每天用拇指或中指按压胃俞穴、内关穴1次，每次每穴按压5～10分钟，注意每次按压要使内关穴有针刺样的酸胀、发热感。中脘穴可以艾灸，每天1次，灸15分钟，皮肤微微发热即可。

【其他调养方法】

1. 耳穴封闭　用维生素B_1 0.1毫升于肾穴、内分泌穴、交感穴封闭治疗。

2. 敷脐　丁香、半夏加生姜汁熬成膏敷脐。

【生活禁忌】

避免早晨空腹，避免精神刺激，避免接触有刺激性气味的物体，禁止过度运动，忌肥甘厚味及辛辣之品。

【常见认识误区与解读】

误区：呕吐是正常的妊娠反应，不需要治疗。

解读：怀孕早期若仅见恶心、挑食，偶有呕吐痰液、口水等，属于正常的孕期反应，不宜当作疾病状态。若出现严重、频繁的恶心呕吐、头晕厌食，甚至无法进食，则需要及时就医，以防发生体液失衡及代谢障碍，危及孕妇生命。

十六、乳腺增生

乳腺增生是乳腺组织的慢性非炎性非肿瘤的良性增生性疾病，其特点是单侧或双侧乳房疼痛并出现肿块，乳房疼痛和肿块与月经周期及情志密切相关。乳房肿块大小不等，形态不一，边界不清，质地不硬，推之活动度尚可。本病好发于25～45岁的中青年妇女，其发病率占乳房疾病的75%，是临床上最常见的乳腺疾病。城市妇女的发病率高于农村妇女，社会经济地位高或受教育程度高、初潮年龄早、低经产状况、初次怀孕年龄大、未哺乳和绝经迟的妇女为本病的高发人群。本病中医诊断为"乳癖"。

西医研究表明，本病是雌激素、孕激素比例失调，使乳腺实质增生过度和复旧不全。部分乳腺实质成分中女性激素受体的质和量异常，使乳房各部分的增生程度参差不齐。

中医认为，其病因、病机与情志不遂或精神刺激导致肝气郁结、肝肾不足、冲任失调有关。"女子乳头属肝，乳房属胃"，情志因素易致肝主疏泄功能失常，肝气郁结，乳汁不畅则停而为结；"失经水，阴血也，属冲任二脉主，上为乳汁，下为月水"，先天禀赋不足，气血精液不足，冲任失养，乳汁不足则乳络空虚不通而成结。

【中医分型调理】

（一）肝郁痰凝型

1. 形成原因 情志不舒，久郁伤肝，或突然遭受精神刺激，导致肝气郁结，气机阻滞乳房经络，不通则痛，可引起乳房疼痛；肝气郁久化热，炼液为痰，气滞，痰凝，血瘀，最终形成乳房肿块。

2. 日常表现 多见于青壮年妇女。乳房疼痛，肿块随情绪消长，伴有胸闷、两胁发胀，容易抑郁、发怒，失眠多梦，心烦口苦。

3. 调理原则 疏肝解郁，化痰散结。

4. 调理方法

（1）常用保健中药：柴胡、瓜蒌。

柴胡因"嫩者入菜，老者为柴"而得名，辛行苦泄，善调达肝气，疏肝解郁，肝气调达，乳络通畅则结节自散。

瓜蒌又名栝楼，因其果实成熟时，果肉与果皮之间有空间相隔如楼而得名，性寒，能清热散结消肿，用之则乳腺结节可散。

尤昭玲
中医调治女人病

You Zhaoling
Zhongyi
Tiaozhi
Nüren Bing

134

（2）药膳食疗：瓜蒌酒、香附根酒。

瓜蒌酒： 瓜蒌9克，黄酒适量。瓜蒌焙焦研末，用黄酒冲服。此酒能疏肝清胃，通乳散结。每日1次。

香附根酒： 香附根60克，白酒250毫升。香附根切碎，用白酒浸泡3～5日，去渣。此酒能理气解郁，调经止痛。不拘时频饮。

（二）冲任失调型

1. 形成原因　素体阳虚，痰湿内结，经脉阻塞，或是气血走行不畅，冲任失调，导致乳房疼痛、结块、月经不调。

2. 日常表现　多见于中年妇女。乳房疼痛、结块于月经前加重，经后减缓。伴有腰酸，容易疲乏倦怠，月经失调，量少色淡，或闭经。

3. 调理原则　调摄冲任，理气活血。

4. 调理方法

（1）常用保健中药：雪莲花、鹿茸。

雪莲花因"生长于高寒雪山，花形似莲"而得名，它苦燥温通，通则能散，能调畅冲任，消散结节。

鹿茸因鹿的幼角密生茸毛而得名，味甘、咸，性温，入肾经，禀纯阳之性，具生发之气，兼能调补冲任，行散气血，乳络通畅则结节散。

（2）药膳食疗：豆腐锅巴煮鲫鱼。

淡水鲫鱼1条（120～140克），豆腐锅巴30克，红糖适量。将淡水鲫鱼处理干净。豆腐锅巴以菜油炒至黄色，加水500毫升，与鲫鱼共放锅中煮至鱼熟透，加红糖调味。本品能通血脉，消散结节。

【穴位调理】

1. 穴位处方 膻中穴、合谷穴、足三里穴。

膻中穴：此穴位于胸部前正中线上，两乳头连线的中点处。

合谷穴：以一手的拇指指尖关节横纹，放在另一手拇指、食指之间的指蹼缘上，当拇指尖下是合谷穴。

足三里穴：此穴位于膝盖骨外侧下方凹陷处往下约四横指处。

2. 操作方法 每天用拇指或中指按压合谷穴、足三里穴1次，每次每穴按压5~10分钟，注意每次按压要使合谷穴有针刺一样的酸胀、发热感。膻中穴、足三里穴可以艾灸，每天1次，灸15分钟，皮肤微微发热即可。

【其他调养方法】

用中药外敷于乳房肿块处，如用阳和解凝膏掺黑退消或桂麝散盖贴，或用大黄粉以醋调敷。对外敷药过敏者应忌用。

【生活禁忌】

避免情绪波动；劳逸结合，避免过度劳累；忌食或少食辛辣刺激性食物；避免过于频繁的性生活；禁止长期使用含有激素的化妆品；禁止过食含有激素类成分的滋补品和使用激素类药物治疗本病。

【常见认识误区与解读】

误区：乳腺增生是良性病变，和乳腺癌没关系。

解读：乳腺增生虽为良性病变，但是本病为乳腺癌的独立危险因素之一，应引起重视，特别是有乳腺癌家族史的患者，应坚持定期体检复查。有BI-RADS Ⅰ—Ⅱ结节的患者，每半年复查1次；有Ⅲ结节的患者，建议每3个月复查1次；有Ⅳ以上结节的患者，建议做活检确定结节的性质。因不同病理表现的乳腺增生发生乳腺癌的危险性也不同，其中乳腺囊性增生的癌变率为1%，只有通过活检证实乳腺增生为非典型增生时，其发生乳腺癌的危险性才会明显增加，但约80%的非典型增生患者终生不会发展成为乳腺癌患者。

尤昭玲
——
中医调治女人病
——
You Zhaoling
Zhongyi
Tiaozhi
Nüren Bing
——

136

十七、盆底功能障碍性疾病

盆底功能障碍，又称为盆底缺陷或盆底支持组织松弛，是由各种病因导致的盆底支持组织薄弱，引起盆腔脏器的位置和功能异常，包括尿失禁、盆腔脏器脱垂、大便失禁等，会严重影响女性的身心健康。其中阴道-子宫脱垂属妇科范畴，中医称之为"阴挺"。如妇女子宫下脱，甚至脱出阴户之外，或阴道壁膨出，都统称"阴挺"，又称"阴脱"。

女性的盆底由多层肌肉和筋膜组成，封闭骨盆出口，有尿道、阴道和直肠贯穿其中，盆底肌群、结缔组织构成复杂的盆底支持系统，它们相互作用，共同承载子宫、膀胱、直肠等盆腔脏器并保持其正常位置。分娩损伤盆底肌和子宫韧带，盆底支持组织薄弱及腹腔内压力增加是导致阴道-子宫脱垂的主要原因。

中医认为，本病的主要病机为气虚下陷和肾虚不固致胞络受损，带脉提摄无力。气具有固摄功能，气虚则固摄失司，有下陷之证；肾气亏虚，冲任不固，则胞络失养受损；带脉可约束纵行诸经，带脉受损则提摄无力，而见下垂之象。

【中医分型调理】

（一）气虚型

1. 形成原因 素体虚弱，中气不足，或生产过早、难产、产程过长，或分娩时用力太过，或产后过早操劳、提重物，或咳嗽久治不愈，或便秘时用力排便，损伤中气，导致气虚下陷，带脉系胞无力，以致子宫下垂。

2. 日常表现 子宫（阴道）下移或脱出于阴道口，劳动后加剧，小腹下坠，四肢无力，气短懒言，面色晦暗，小便频数，白带量多，质稀色白。

3. **调理原则** 补中益气，升阳举陷。

4. **调理方法**

（1）常用保健中药：升麻、黄芪。

升麻因"其性上升，其叶似麻"而得名，入脾经、胃经，善引脾胃清阳之气上升，其升提之力强。

黄芪又名黄耆，因"耆，长也，黄耆色黄，为补药之长"而得名，味甘，性温，入脾经，为补益脾气之要药，它尤善升阳举陷，故长于治疗脾虚中气下陷之内脏下垂。

（2）药膳食疗：党参小米粥、黄芪升麻粥。

党参小米粥：党参30克，升麻10克，小米50克。先将党参、升麻洗净，煎水后去渣，入小米煮为稀薄粥。此粥能益气健脾，升举清阳。每日2次，空腹食，常食。

黄芪升麻粥：黄芪、党参各15克，升麻6克，粳米50克。将黄芪、党参、升麻洗净，入锅内，加水适量，煎煮30分钟后，去药渣取汁。再用药汁煮粳米，加水适量，至粳米开花粥成。此粥能补气升提。每日1次，连服7日。

（二）肾虚型

1. **形成原因** 先天禀赋不足，或房劳过度、生产过多，或年老体质虚弱，肾气亏虚，冲任不固，无力维系子宫的正常位置，以致子宫下垂。

2. **日常表现** 子宫下脱，小腹下坠，腰酸腿软，小便频数，夜间明显加重，头晕耳鸣。

3. **调理原则** 补肾固脱，益气升提。

4. **调理方法**

（1）常用保健中药：山药、金樱子。

山药作为餐桌上的常客，具有很好的药用价值，能补肾

尤昭玲
中医调治女人病

You Zhaoling
Zhongyi
Tiaozhi
Nüren Bing

138

气，兼有收涩之性，可加强经脉对子宫的固摄之力，改善子宫脱垂。

金樱子又名"金罂"，"金"言其色，"罂"言其形，俗称"糖罐子"，味酸而涩，功专固敛，又能入肾经而补肾之虚，肾气强则固摄有权，涩即可收，升提子宫。研究表明，金樱子对年轻、子宫脱垂程度较轻、没有白带异常的患者治疗效果较好，对子宫脱垂程度严重、年龄大的患者，可作为辅助治疗使用。

（2）药膳食疗：巴戟枸杞炖乳鸽、甲鱼黄芪汤、升麻芝麻炖猪肠。

巴戟枸杞炖乳鸽：巴戟天9克，枸杞子15克，乳鸽1只，调味料适量。将乳鸽洗净切块，药物用纱布袋装好，同放砂锅内，加水适量，用大火煮沸后改小火慢炖，至乳鸽烂熟后，去纱布袋，加调味料。本品可补肾健脾，益精固脱。饮汤吃鸽肉，隔日1次，连服10~15日。

甲鱼黄芪汤：甲鱼1只，黄芪60克，调味料适量。将甲鱼宰杀后，切成4块，放入砂锅内，再放入黄芪、料酒、盐、生姜等调味料及水适量，用文火炖2小时。此汤能滋补肾阴，益气固脱。吃肉喝汤，常食。

升麻芝麻炖猪肠：猪大肠1副，升麻15克，黑芝麻100克。猪大肠洗净后，将芝麻、升麻放入猪大肠内，加水适量炖熟，去升麻后调味食用。本品能升提中气，补肝益肾。每日2次，佐餐食用。

（三）湿热型

1. 形成原因 湿热不是子宫脱垂的直接原因，但是子宫、阴道脱出在外，摩擦损伤，会感受到湿热外邪；或肝经郁火，脾虚生湿，湿热下注，浸淫阴部，溃烂成疮。

2. 日常表现 子宫脱出阴道口外，红肿溃烂，少腹坠痛，白带量多色黄，口干口苦，便秘，小便黄赤。

3. 调理原则 清热利湿固脱。

4. 调理方法

（1）常用保健中药：秦皮。

秦皮，味苦、涩，性寒，能清热燥湿，又有收涩之功，此药可用于治疗子宫脱垂，既可以入煎剂，也可以煎水之后熏洗患处。现代研究发现其有抗菌抗炎的功效，外洗可防止脱出部分发生感染。

（2）药膳食疗：三物化痰汤。

薏苡仁30克，炒白扁豆、山楂各15克，红糖适量。将前三味入水煮至熟烂成粥，加入红糖。此汤能渗湿行气，清热解毒。每日1次，连服1周。

【穴位调理】

1. 穴位处方 关元穴、足三里穴、三阴交穴。

关元穴：此穴位于肚脐中央下3寸处。将耻骨和肚脐连线五等分，由下向上2/5处即为关元穴。

足三里穴：膝盖骨外侧下方凹陷处往下约四横指处为足三里穴。

三阴交穴：此穴位于内踝尖上3寸处，将四指并拢横放在脚踝上面，食指的关节处便是三阴交穴。

2. 操作方法 每天用拇指或中指按压足三里穴、三阴交穴1次，每次每穴按压5～10分钟，注意每次按压要使足三里穴有针刺一样的酸胀、发热感。关元穴可以艾灸，每天1次，灸15分钟，皮肤微微发热即可。

【其他调养方法】

1. 外治疗法

（1）丹参、石榴皮、五倍子、诃子各15克。煎水趁热熏洗，每日

尤昭玲
中医调治女人病

You Zhaoling
Zhongyi
Tiaozhi
Nüren Bing

140

1次，分2次外洗。

（2）蛇床子、乌梅各60克。煎水外洗，每日1剂，分2次外洗。

（3）玄明粉50克，开水冲化，趁热熏洗，每日1剂，分2次外洗。

（4）兼有湿热、黄水淋漓者，可用金银花、紫花地丁、蒲公英、蛇床子各60克，黄连6克，苦参15克，枯矾10克，煎水坐盆，每日1剂，分2次外洗。

2. 盆底肌训炼　盆底肌（肛提肌）训练，也称为"凯格尔训炼"，可用于所有程度的子宫脱垂患者，重度患者术后应积极配合术后盆底肌训练。训炼方法：排净大小便后，取坐、躺、站姿均可。过程一（训炼Ⅰ类肌纤维），阴道、肛门收缩持续10秒，放松10秒，反复训炼5分钟。过程二（训炼Ⅱ类肌纤维），阴道、肛门快速收缩5次（每次收缩1秒，放松2秒），放松10秒，反复训炼5分钟。每次训炼交替进行过程一和过程二，每日训炼3次。可根据自身状况调整训炼时长及频次。

【生活禁忌】

防止生育过多、过密、过晚，禁止产后过早参加体力劳动，避免慢性咳嗽、习惯性便秘。

【常见认识误区与解读】

误区：阴道-子宫脱垂一定要做手术。

解读：脱垂有一定的诊疗程序。对于没有症状或症状较轻的患者，更合理的处理方法是观察而不是手术。非手术治疗包括保守性的行为疗法和应用器具，如自行进行盆底肌训练、放置子宫托等。一般情况下，手术适用于已尝试过保守性的行为疗法而对效果不满意者，或者不愿意保守治疗的病人，主要针对有症状的脱垂，或者脱垂程度在Ⅱ度以上伴有明显进展的患者。所有患者都应该被给予选择尝试保守性行为疗法的机会。

Part Four

第四篇

焕发女人风采的密钥

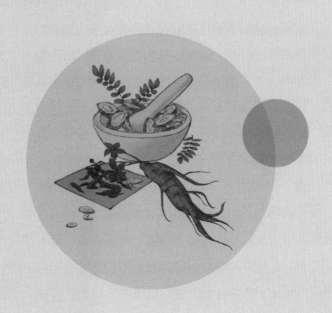

尤昭玲
中医调治女人病

You Zhaoling
Zhongyi
Tiaozhi
Nüren Bing

142

一、良好睡眠——美容抗衰的密钥

（一）睡眠与健康和美容

"女为悦己者容"，追求美丽是人的天性，感受美丽是人的本能。但社会的高速发展加快了人们的生活节奏，挤压了人们的生活空间，绷紧了人们的神经；社交媒体的各种信息泛滥，使自恋文化和青春崇拜流行；美颜类软件营造出"人人皆美"的假象，把女性困在容貌焦虑的怪圈里……面对这些，我们应内修外养，走出容貌焦虑，打造"天然去雕饰，清水出芙蓉"的美！

美容专家对世界上许多名模的美容技巧进行调查后，发现她们的美容技巧十分简单，其中之一就是保持良好的睡眠，用她们的话说就是"睡个好觉"。世界卫生组织将"睡得香"定义为人类健康的标准之一，并从2001年开始，规定每年的3月21日为"世界睡眠日"。俗话常说"一夜不眠，十夜不足"，那么睡眠与美容究竟有哪些关系呢？

现代研究结果表明，睡眠与美容的关系大致有以下三个方面：睡眠时，皮肤血管更开放，能更好地为皮肤补充营养和氧气，带走各种排泄物；睡眠时，生长激素分泌增加，促进皮肤新生和修复，保持皮肤细嫩和有弹性；睡眠时，人体抗氧化酶活性更高，能更有效地清除体内的自由基，保持皮肤的年轻态。

如果长期睡眠不足或质量不高，就会出现免疫力下降、健忘、焦虑、抑郁、月经紊乱、肥胖、工作能力和效率下降，增加心脑血管疾病、糖尿病等的患病风险以及形成血瘀体质，提前衰老；反映在面部，可见皮肤失去光泽，变得干燥枯萎，皮肤松弛，没有弹性，这就是所谓的"老化"。这种"老化"随年龄的增长而加重：25～35岁，眼尾就开始出现鱼尾纹；40岁左右，皱纹就爬上了额头；等到50岁，整个面部就会出现"人生的年轮"了。

（二）保证良好睡眠的条件

1. 保证足够的睡眠时间 一般成人每天需睡约8小时。

2. 讲究睡眠质量 睡眠的质（深沉香甜）要比量（足够时间）更为重要。根据2020年发布的"匹兹堡睡眠质量指数（PSQI）"，良好睡眠应满足：入睡快，上床后30分钟内入睡；睡眠深，深长呼吸且不易惊醒；很少或无起夜，无惊梦现象，若醒来能很快忘记梦境并入睡；晨醒后，精力充沛，起床迅速；白天神清气朗，高效工作，积极参加社交活动。如果发现自己少有甚至没有做到，那赶快看看下面的小技巧，这些将助你有个香甜梦！

（三）睡好美容觉小技巧

睡眠不仅与精神状态有关，还是影响皮肤健康美丽的重要因素。良好的睡眠可以使我们的皮肤光洁柔滑。而且深睡眠越充分，越能保持美丽容颜。

我们要先搞清楚我们不能获得良好睡眠的原因。如果是睡眠环境如光线、声音等客观原因，那就将卧室改造成专属于你的舒适温馨的睡觉小窝；如果是心情不好或者压力太大等主观原因，那就适当调整心态与情绪，有问题时积极沟通与解决。

晚餐清淡，低盐少酒，以免早起时眼睑水肿。

皮肤的新陈代谢在晚上12点至早上6点较为活跃，因此，睡前要彻底洁面，并进行有效的保湿、营养护理，这样能更有效地保护皮肤和促进皮肤新陈代谢。

睡前用热水泡脚，或者洗一次温水澡，这既能助眠又能美容。泡脚后在脚上涂抹乳液，用双手在脚趾、脚底、脚面反复推拿，直到发热为止。

洗澡后，用身体乳或者精油按摩全身，促进血液循环。

如果你是个容易失眠的人，睡前不妨喝杯牛奶，提前做好刷牙洗脸等睡前准备，听听舒缓音乐，按摩神门穴、安眠穴（图4-1）和百会穴（头顶部）、失眠穴（足底根部）等，这些都可以促进睡意产生。按摩

第四篇 · 焕发女人风采的密钥 ·

尤昭玲
中医调治女人病

You Zhaoling
Zhongyi
Tiaozhi
Nüren Bing

144

神门穴、安眠穴有通心脉、调神志、养心安神的作用，而按摩百会穴、失眠穴有滋养肾阴、安神助眠的作用，且对神经衰弱、失眠、健忘、心慌、心痛、精神失常等病症有防治作用。适度按揉、艾灸及用皮肤针轻叩，有比较明显的催眠作用；对于白天精神不振、昏昏欲睡者，可以醒脑开窍，让其有精神、有神采。

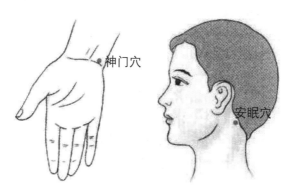

图4-1　神门穴、安眠穴

除此之外，工作压力大时，要学会适当犒劳自己，通过休闲活动，如运动、养花、唱歌等充实工作以外的时间，缓解压力。

如果你从现在开始行动，并持之以恒，你将见证全新的自己——美丽、健康、自信的自己的诞生。还等什么？赶快行动吧！

二、科学膳食——旺盛精力的密钥

（一）五彩膳食，健康生活

颜色让世界缤纷美丽，食物的颜色更能诱惑人们食欲大开，但你知道每天合理搭配食用不同颜色的食物能有助于健康吗？色彩丰富的蔬菜水果含大量植物营养素，对人体有保健作用，能延缓衰老。科学家发现，在植物性食物中，除了已知的营养素外，使食物呈现不同颜色的植物化学物质还具有抗氧化、增强免疫力、预防心脑血管疾病、抗癌甚至延缓衰老等功效。食物的颜色不仅使我们的餐桌五彩缤纷，而且在人体健康的维护中扮演着重要的角色。

《美国新闻与世界报道》2021年发布的最佳饮食榜单及《美国居民膳食指南（2020—2025）》推荐的"连续四年占据全球最佳饮食排行榜第一名"的饮食为地中海饮食。所谓地中海饮食，泛指希腊、西班牙、法国南部和意大利南部等地中海沿岸地区以五谷杂粮、蔬菜水果、鱼类、豆类和橄榄油为主要营养来源的饮食。就蔬菜水果而言，建议按膳食指南多样化食用，每人每日摄入5~13种颜色多样化的蔬菜水果，特别推荐深绿色、红色和橙色等颜色的蔬菜水果。如果日常生活难以满足，也可以通过补充优质维生素营养品，为自己和家人的健康添砖加瓦！

1. **红色食物**　包括番茄、红辣椒、西瓜、山楂、草莓、红葡萄、大枣、红薯、石榴等，以及其他富含番茄红素、花青素的食物。番茄红素具有一定的抗衰老作用，可以降低患食管癌、胃癌、结肠癌、直肠癌和前列腺癌的概率。此外，红色食物还提供丰富的胡萝卜素、维生素、钙、铁及多种氨基酸等营养成分，有助于增强心脑血管活力，多多食用能提高免疫功能以及身体御寒能力，尤适宜冬天食用。其中，大枣尤适宜女性经期失血后食用，可健脾养血。此外，红色食物在视觉上也能给人刺激，使人食欲大增，精神振奋，是抑郁症患者的首选。

2. **橙黄色食物**　包括菠萝、胡萝卜、杏子、芒果、柠檬、南瓜、玉米、木瓜、柑橘、橙子等。它们富含胡萝卜素和维生素C，能预防夜盲症和眼干燥症，保护胃肠道和呼吸道；抗氧化，增强毛细血管韧性，保持皮肤润泽；降低胆固醇，增强抗病能力；预防骨质疏松，保护心脑血管；等等。

3. **绿色食物**　包括菠菜、芹菜、紫花苜蓿、西蓝花、苦瓜、猕猴桃、青豆等，能保护肝脏、心脏，抗疲劳，增强抵抗力。

4. **紫黑色食物**　包括紫葡萄、蓝莓、茄子、黑加仑、桑椹、黑芝麻、黑米、紫菜、海带等。它们富含花青素，能有效地抗衰老，促进人

尤昭玲
中医调治女人病

You Zhaoling
Zhongyi
Tiaozhi
Nüren Bing

146

体对钙的吸收，辅助治疗贫血；富含天然黑色素，可以有效地改善心、肝、脾、胃、肾等的功能，清除人体内的自由基，抗氧化。紫黑色食物还能降低血液黏稠度，有效防止血栓形成，减少脂质堆积，降血脂，防止不良色素沉积，具有理想的抗肿瘤以及保护视力的作用。另外，紫黑色食物中的紫菜还含有一定量的甘露醇，能辅助治疗水肿，提高机体免疫力。

5. 白色食物 包括大蒜、洋葱、花椰菜、白菜、萝卜、山药、百合、茭白、白果、莲子、雪梨、藕、燕麦、大麦、豆制品、牛奶等。其中：大蒜油具有广谱抑菌杀菌作用，可增强免疫力，降血脂，降低脑血栓、冠心病的发生率，具有良好的抗癌、抑癌活性；燕麦、大麦、山药等提供维持人体日常所需的能量，豆制品和牛奶是蛋白质和钙的优质来源；萝卜、花椰菜等十字花科食物富含芥子油，能有效促进肠蠕动，预防便秘以及大肠癌。

（二）巧用食物掌控情绪

你是否曾经有过这样的体验：在一天繁忙劳累的工作之后，特别想来一碗热气腾腾的鸡汤？情绪影响着你对食物的选择，但你是否想过，食物反过来也会影响情绪呢？有些食物，可以在你情绪低落时给你加油打气。让我们马上来了解一下哪些食物可以帮助我们更好地控制情绪，远离怒、疑、伤、悲等坏情绪。研究人员认为，食物对情绪的影响力，关键在于食物中的一些成分可以改变血液中某些神经递质的浓度。所谓神经递质，就是由神经产生的携带一定量身体信息的化学"信使"，它们来往于神经和肠道之间，传递并产生焦虑、忧郁、警觉、愉悦等各种各样的情绪信息和情感体验，以此调节我们的身体、心理。

食物中的一些营养素正是这些神经递质的前体。身体摄入这些营养素之后，通过加工，可以形成相应的神经递质，一定量的营养素可以产生一定量的神经递质，从而影响它们在体内的浓度，最终影响人们的情绪。一般来说，以下营养物质会影响神经递质的生成。

1. 蛋白质 蛋白质中有一种酪氨酸，它能够促进大脑中的去甲肾上腺素和多巴胺的合成，这两种化学物质能使你精力充沛，注意力集中，记忆力、理解力以及性欲提高，从而远离乏力、疲倦和自怨自艾。

2. 糖类　糖类可以引发胰岛素的释放。胰岛素可以清除血液中所有氨基酸而只留下色氨酸，这有利于色氨酸进入脑细胞。而色氨酸是情绪的关键调节者——5-羟色胺（血清素）的前体，5-羟色胺浓度升高后，会减少我们对疼痛的感知以及对食物的需要，让我们安然入睡，还能帮助我们调节体温、血压及激素，使我们产生情绪和情感，带我们远离愤怒、抑郁、失眠以及自杀等不良情绪与行为。

3. 维生素　对情绪具有影响作用的维生素主要有B族维生素、维生素C、维生素D、维生素E等。其中：维生素B_1、维生素B_6、叶酸可缓解忧郁；维生素B_5与维生素C可缓解压力；维生素B_3和维生素D可平缓情绪，消除焦虑；维生素E可帮助脑细胞最大限度地获取血液中的氧，使脑细胞活跃起来。

4. 矿物质　钙有利于平稳情绪；铁有利于克服紧张、焦躁状态；硒能帮助身体恢复精力，令人振奋；锌能够抑制忧郁情绪，并能提高人的注意力；镁具有安神和抗忧郁的作用。

（三）带来好心情的健康食物

以下食物可以帮你赶走抑郁，使你的心情变得开朗乐观。

1. 全谷类食物　如果在你为工作抓狂的时候，你的同事递给你一块全麦面包，对你说"吃了它，你的心情会好一点"，你可能会觉得他在胡闹，但这并非胡闹。有研究表明，全麦面包、红薯、糙米、胚芽米等看似不起眼的食物，含有丰富的糖类和B族维生素，可以维护神经系统的稳定，增加能量的代谢，是抗压、抗抑郁的好食物。

2. 蔬菜水果　蔬菜水果对人体健康的益处无须多说，但它们在改善情绪方面的能力却很少有人关注。研究表明，蔬菜水果中所含的丰富维生素、植物化学物质能改善大脑的化学特性，使大脑保持最佳的工作状态。例如：莲子、藕、大枣、龙眼等有养心安神作用，对缓解焦虑和抑郁有一定的帮助；各种酸味水果含有丰富的维生素C，可以缓解消极

尤昭玲
中医调治女人病

You Zhaoling
Zhongyi
Tiaozhi
Nüren Bing

148

情绪；番茄、红辣椒、西瓜等红色食物中含有丰富的β胡萝卜素和番茄红素，是改善焦虑、抑郁情绪的天然营养成分；香蕉、甜瓜、菠萝中含有一种能够帮助人体产生"快乐激素"的氨基酸，进而帮助人们克服精神抑郁、缓解紧张情绪等。

3. 海鱼 研究显示，住在海边的人大都比较快乐和健康。这不仅要归功于大海的清新空气与辽阔的视野，更主要的是住在海边的人从古至今就食用来自大海的食物——三文鱼、沙丁鱼、鳟鱼等海鱼。研究表明，海鱼富含多种人体必需脂肪酸，能阻断神经传导路径，增加血清素的分泌量，使人的心理焦虑和抑郁减轻；能有效减少血栓和动脉斑块的形成，降低血压，保护心脑血管，大大降低心脏性猝死的发生率；而孕妇多食用能有效降低早产的发生率。

4. 巧克力 人们忧郁或者沮丧的时候，习惯性地把手伸向巧克力。没错，巧克力尤其是可可含量较高的巧克力，正是忧郁情绪的克星。巧克力含有苯乙胺，它正是热恋中的情人脑子里产生的"爱情激素"，能够使神经兴奋，心跳加速，手心出汗，脸颊发红，促使人们的美好情绪增长。很多医师甚至把巧克力作为抗轻微抑郁症的天然药物。此外，巧克力含糖量高，能促进大脑中血清素的释放，为我们控制攻击性情绪提供能量，从而使人镇静、轻松愉悦。

（四）败坏心情的不良食物

在心情不好的时候，千万别选择以下败坏情绪的食物，否则只会雪上加霜，甚至让你成为一个彻头彻尾的悲观主义者。

1. 油炸食物 可能你的舌头会喜欢接受油炸食物的轰炸，例如炸鸡、炸薯条等，但你的大脑不喜欢。因为油炸食物富含饱和脂肪酸，需要较长时间才能被肠胃消化，这使得本应供应大脑的血液转而供向消化系统，导致大脑反应变慢，注意力无法集中。食物经过油炸，使得我们摄入的脂肪超标，加重身体负担，更容易发胖；还会使得食物的营养流失，导致我们的饮食结构失衡。研究表明，食物经过油炸后，会产生丙烯酰胺、苯并芘、反式脂肪酸等有害致癌物质，增加我们得癌症的风险。

2. 高脂肪食物 无论你的身体还是情绪，都会排斥吃进太多高脂肪食物，因为这会加重身体负担，增加血液内的胆固醇含量，令血液流动速度减慢，甚至使血液变得黏滞，当身体无法得到足够的氧气以支持大脑和器官正常运转，我们就会觉得疲劳、容易发脾气，还会发胖。此外，过多的胆固醇堆积于血管内，还可能导致血管硬化，增加患心脑血管疾病的风险。更严重的是，摄入过多高热量和高脂肪的食物，可能引发各种癌症。

3. 高糖食物 在闲暇时喝一杯奶茶、吃几块小蛋糕，已然成为现代都市人解压、恢复精力的不二法宝。然而，你不知道的是，摄入这些食物后，短时间内血糖上升，会使你的身体过度分泌胰岛素来降糖，这就会让你的大脑错以为摄入的糖不够而继续摄入糖。糖在人体内分解产生能量的同时，还会产生一些废物，这些废物要消耗你体内大量的维生素B才能代谢成无害物质并排出体外。所以，如果摄糖过多，不仅不会觉得轻松愉悦，反而更容易恼怒、冲动任性。因此平时应少吃奶油、糖果、蛋糕等高糖食物。

（五）电脑族可适当饮茶

茶叶中富含的茶多酚具有较好的防辐射和解毒、抗疲乏作用。茶多酚占茶叶干物质总量的15%～30%。茶多酚不是单指一种物质，而是一个有众多成员的大家庭。

1. 防辐射 长时间坐在电脑前，或工作或玩游戏，不用多久，面部色斑就来报到了，而且"请神容易送神难"。经常用电脑的女性朋友，除了好好清洁皮肤，做好保湿，多喝水，多吃一些水果和蔬菜，补充维生素C，帮助淡化色斑外，还应尽量从"减少与电脑等电子产品的接触时间"这一根源上解决问题。可每天喝几杯淡淡的绿茶，绿茶富含茶多酚，能防止辐射对皮肤的损伤，阻止色斑形成，对已经形成的色斑还有淡化作用，能延缓衰老。茶多酚还能降低辐射对人体造血系统的损伤，减轻放化疗后的不良反应，抑制癌细胞的扩散，延长癌症病人的生命。因为放化疗在杀死癌细胞的同时，也会无选择性地杀伤保护身体的

尤昭玲
中医调治女人病

You Zhaoling
Zhongyi
Tiaozhi
Nüren Bing

150

细胞，抑制骨髓造血，使人体白细胞和血小板减少，免疫力降低，等等。而茶多酚作为辅助手段，可维持白细胞、血小板、血红蛋白水平的稳定，减轻由放化疗造成的不良反应。

2. 解毒、抗疲乏　茶多酚对重金属有吸附作用，能与其形成络合物，以减轻重金属对人体产生的毒害作用。茶多酚可降低血铅量，增加尿铅的排出量，提高血红蛋白量，对因长期接触铅而造成的慢性铅中毒所致的贫血有一定作用。它还有保护肝功能和利尿的作用，并能缓解疲劳，使人变得元气满满。

要注意的是，营养不良与正处于哺乳期或孕期的女性，是不适合补充茶多酚的，因为它不仅会抑制身体对蛋白质的吸收，加重身体营养不良的症状，而且会影响孕妇腹中胎儿的发育，影响产妇的乳汁分泌，对她们的身体健康造成不良影响。

（六）熬夜族要注意补充B族维生素

现代女性经常会因加班、聚会、玩网游或者是看电视剧、看综艺而熬夜，导致作息规律被严重打乱。

连续熬夜的人，一看便知：面色发青，食欲不佳，走路发飘，疲惫无力，头晕脑涨，健忘头痛。这是因为，熬夜不仅大量消耗身体内的B族维生素，还影响人体对B族维生素的吸收，最终影响肝脏等脏器的代谢和解毒功能，导致人经常感冒、口腔溃疡、情绪不稳定。

所以，适度调整作息时间，劳逸结合，保持规律作息与运动，并补充足量的天然B族维生素，多吃蔬菜水果、五谷杂粮，少抽烟，少喝酒，可以帮助身体迅速恢复体力，还可以让精神、情绪得以平复，找回神清气爽、精力充沛的自己。

三、健身运动——曼妙身材的密钥

（一）不同身材选择不同运动

运动是保持身材最好、最安全的选择，但是为什么运动健身了好久，身材变化却不明显呢？其实健身是有一定的科学方法的，将《ACSM运动测试与运动处方指南（第十版）》和美国心脏病学会（ACC）的运动建议与我们自身的体型特征相结合可知，健康而规律的运动才能使保持好身材这件事事半功倍，使人健康又美丽。

1. 瘦弱、体力不佳者　这类人应该先慢慢锻炼好基本体力，逐渐强化肌肉力量和身体柔软度，建议将中等强度和较大强度的有氧运动相结合，如快步走、慢跑、游泳等，但也要注意量力而行，循序渐进。同时，还要特别注意合理饮食，要补充充足能量，调整碳水化合物、蛋白质、脂肪的摄入量和比例，保证摄入充足的无机盐、维生素、微量元素和水分，以补充运动锻炼的消耗，为身体积聚能源物质，从而提高各器官系统的功能，加强肌肉力量，以塑造良好的身体素质。

2. 看起来瘦弱，却有很多脂肪者　这类人严重缺乏锻炼，而且她们的脂肪更多的是存储在内脏中，对健康的危害更大。她们最适合的是步行、爬楼梯、跳绳、游泳等能使脂肪燃烧的运动。同时，在饮食上应该避免暴饮暴食，控制精制糖及加工品的摄入，少吃高糖、高脂肪的食品，摄入食物种类要丰富，多摄入五谷杂粮，也要摄取优质蛋白食品，如牛腱。

3. 上臂、臀部以及腹部、大腿脂肪超标者　这类人只要肌肉和关节没问题，就可参加任何运动，球类、游泳、骑马等有氧运动更好。切记，运动前要先热身，运动要循序渐进，饮食上只需注意一日三餐营养均衡、多样化，合理补充水分以及服用运动营养食品即可。

4. 体重超标，全身脂肪多者　在日常生活中，爬几级楼梯就会

尤昭玲
中医调治女人病

You Zhaoling
Zhongyi
Tiaozhi
Nüren Bing

152

"气喘如牛"的人，就应该多做有氧运动，以便消耗脂肪，常做静态的伸展运动，以强化肌肉骨骼。要注意的是，肥胖者多有高血压倾向，请在运动前先量血压，每周至少进行2天维持或合理增加肌肉力量和耐力的运动，以及每周30分钟中等强度的有氧运动，可分次进行，但每次应持续10分钟或以上，不要做过度剧烈的运动，身体状况不好时就要停止运动，不可操之过急，应量力而行，循序渐进。同时，在饮食上绝不能过度节食，应保证营养均衡，不能急剧减少米面类食物，否则血糖会下降，增加饥饿感，反而吃得更多，越来越胖。

（二）每天5分钟，丰胸坦腹翘臀

想要"S"形身材一点都不难，按下面的操作做，就能拥有丰胸、坦腹、翘臀。每天只要5分钟，就能拥有最有女人味的妖娆身形啦！快快行动吧！

1. 丰胸

双手夹住一本书，用力向中间推，感觉双侧乳房在收紧（图4-2）。
动作要点：缓慢有力，掌握韧劲。

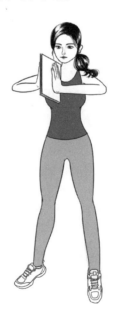

图4-2　丰胸动作（一）

双手在身后拉住，试着上下拉动（图4-3）。

动作要点：胸部前推，腹部要往回收。

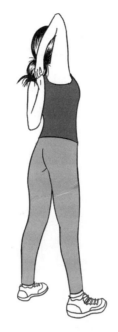

图4-3　丰胸动作（二）

2. 坦腹

坐在办公椅上，双腿平直上提，尽量抬到最高处，坚持住，停留时间尽量长一点（图4-4）。

动作要点：上身挺直，收紧腹肌。

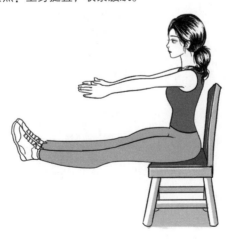

图4-4　坦腹动作（一）

尤昭玲
中医调治女人病

You Zhaoling
Zhongyi
Tiaozhi
Nüren Bing

154

站位，一手扶墙，左腿站直，右腿上抬，右腿站直，左腿上抬（图4-5）。
动作要点：身体直立，收紧腹肌。

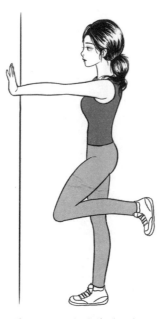

图4-5　坦腹动作（二）

3. 翘臀

跨步蹲，两手持哑铃，双臂从身体两侧向前平举，坚持数秒（图4-6）。
动作要点：保持身体正直。

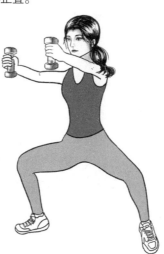

图4-6　翘臀动作（一）

做下蹲的动作，双手举哑铃，坚持数秒（图4-7）。

动作要点：上身尽量下蹲，双臂尽力保持水平。

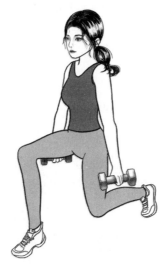

图4-7　翘臀动作（二）

四、爱的交互——幸福婚姻的密钥

心理学家和医学家认为，爱能使夫妻双方感情和谐、心理平衡，有利于大脑皮质功能的协调，使双方体内分泌有益健康的物质，而这常常能创造医学奇迹。

美国心理治疗学家、现实疗法创始人威廉·格拉瑟提出，人都有爱与被爱两种基本需求。如果它们不能得到满足，人就会产生焦虑、怨恨、自暴自弃等消极的情绪，并可能逃避现实。研究表明，人在爱和被爱时，对体内免疫功能最重要的T淋巴细胞处于最兴奋、最健康活泼的状态，许多病毒都无法攻克密集的T淋巴细胞营造的森严壁垒。美国加州大学对爱情幸福和爱情不幸的两组人进行了长达10年的大量研究，发现前者患病率极低而后者极高。因此，人们一旦远离爱人、亲人，便处于孤独、沮丧、失望和痛苦的境地，可由此引发多类疾患甚至自毁或沉沦，并引发许多社会问题。另外，生活中缺乏爱情的人，与同龄人相

尤昭玲
中医调治女人病

You Zhaoling
Zhongyi
Tiaozhi
Nüren Bing

156

比，患上抑郁症、躁狂症、失眠症等心理疾病的危险性更高。相反，生活幸福、互相爱着的人们，由于心理健康促进了生理健康，内分泌系统达到最佳水平，极大地增强了物质代谢基础和免疫功能，使人精神更充实、心情更愉快、身体更健康。这种良性循环不断积累，能使一些瘫痪病人再次站起，垂危病人重获新生。

健康的爱情不仅是一种精神力量，能使人健康长寿，还是美丽的源泉，更能辅助医治许多疾患。男女双方如同磁铁般地"异性相吸"，在亲吻、触摸、拥抱和性爱等身体接触时，彼此洋溢着幸福美满，使得热恋期的男女免疫力处于巅峰，更加不容易患感冒，还能降低牙病患病率，甚至即使患有牙病，牙疼也不严重；身心愉悦的他们患上抑郁症、躁狂症、失眠症等心理疾病的概率也随之大大降低；还能有效促使体内性激素大量分泌，改善皮肤的营养状态，使皮肤细腻有光泽。专家对皮肤取样分析的结果显示，热恋和已婚女性的皮肤之所以变得娇嫩细腻、容光焕发，与其卵巢中雌激素分泌旺盛密不可分。当雌激素在体内与特异受体结合时，可促使细胞生成透明质酸酶，增强皮肤对许多物质的渗透性，改善皮肤的营养状况，促使女性皮肤细嫩有光泽。

而缺乏真挚爱情的婚姻，只会使人郁郁寡欢、互相埋怨，还会降低人体免疫功能，容易诱发身心疾病，如神经症、高血压病、冠心病、溃疡及阿尔茨海默病等，甚至积郁成癌。有研究表明，婚姻生活不美满者的患病率与死亡率均明显高出婚姻美满者，他们患心脏病、胃癌或肝癌的死亡率为正常人的2倍。离婚家庭与美满家庭相比，男性平均寿命短12岁，女性短5岁，离婚者在第二年的患病率比享受幸福婚姻者高出12%。从这不难看出，用一颗真诚善良的心去爱自己所爱的人，不仅能使对方幸福，也能使自身受益。

科学家还认为，快感与松弛、满足与释放是人和一切动物必需的"原始功能"；爱情是"爱的生命信息"，能使紧张的情绪、生理的无序状态消除。

五、舒缓压力——健康快乐的密钥

你是不是经常感觉疲劳和无精打采？你是不是经常感觉很虚弱，并且经常感冒？你的情绪是不是总起伏不定、难以控制，总是发怒或不耐烦？你是不是发现很难集中注意力，并且感觉难以应付日常生活？或许你早已知道这是压力的原因，却不知道如何应对它？调查表明，工作的压力、社会的压力、生活的压力以及家庭的压力等，使得现代女性难以保持内心的平和与宁静，这在不孕的女性身上体现得更为明显。

压力不会永远不露痕迹，而是会本能地以身体症状表现出来，时间越久，就越会像火山一样爆发。例如，我们在进行一场重要的面试或者会议的时候，会不自觉地紧张、担心，继而出现心跳加速、吃不下东西、手抖甚至出虚汗等反应，在面试或者会议结束后，这些反应也随之消失。但是，如果这种压力一时半会无法减轻或者宣泄不了，使得人体长期处于高压状态之下，那么就会出现一系列与情绪相关的身心疾病，如高血压病、冠心病、十二指肠溃疡、糖尿病、肿瘤、应激性胃溃疡等。有报道称，在第二次世界大战中，英国伦敦的居民胃出血的概率普遍增加，后来发现是由德国飞机的空袭造成人体处于高度的应激状态所致。有研究表明，不孕患者在生育压力下会出现一系列创伤后应激障碍症状，如焦虑、失眠甚至自我贬低，容易腹泻、感冒，使得她们的生活质量明显下降。

（一）学会觉察自己的压力

我们要了解自己的变化，并问自己：为什么近来睡不着？什么事让我心烦？为什么我担心这件事做不好？追究造成压力的原因，并且要尽快地应对。平时要留心自己在什么状况下开始紧张、肌肉开始变紧，体会身心状况的细微改变。有了细微的觉察，才能意识到自己何时需要放松。

（二）学会自我减压

保持良好的身体健康状况，规律作息，营养均衡。

尤昭玲
中医调治女人病

You Zhaoling
Zhongyi
Tiaozhi
Nüren Bing

158

正视自己的力量、缺点、成功和失败。

拥有一个能够坦率交谈的好朋友。

用积极、有建设性的行动来应对工作中造成自己出现应激反应的来源。

除与同事、亲人交流外，还应拥有多样化而健康的社交圈。

从事工作以外的创造性活动，培养健康的爱好。

从事有意义的工作，从中获得幸福感。

减压营养素——维生素A：可保护视力，保持骨骼和牙齿的健康。皮肤和黏膜，是能够有效帮助人体阻止外界自由基、细菌、病毒入侵的第一道防线，而补充维生素A可以修复皮肤和黏膜，并保持其稳定性。维生素A的主要食物来源有全脂奶制品、蛋黄、动物肝脏、鳕鱼肝油、含油多的鱼等。

减压营养素——维生素E：抗氧化性最为强大，可以全面保护机体的各个组织、器官、腺体的安全，让它们免受自由基的攻击；保护细胞膜，防止皮肤留下伤痕，降低血液黏稠度。

参考文献

白璐，张雨青，房玉英. 正念在不孕症患者生育压力与创伤后应激障碍间的中介及调节作用［J］. 山东大学学报（医学版），2021，59（2）：83-87，101.

郭雁飞，阮晔，肖义泽，等. 50岁及以上人群睡眠时间与衰弱的关联研究［J］. 中华流行病学杂志，2019，40（10）：1252-1256.

黄晓琪，肖莹莹，梁志唯，等. 督脉温灸治疗在气虚患者中的运用［J］. 内蒙古中医药，2020，39（12）：124-125.

金沢生花. 基于中医体质学"肤—体相关论"的皮肤分类及生理量化指标研究［D］. 北京：北京中医药大学，2015.

康建. 睡前踩豆可安神［J］. 老同志之友：上半月，2020（8）：60.

李晓文，韩双双，罗仁，等. 阳虚体质影响因素的研究进展［J］. 中国中医基础医学杂志，2020，26（10）：1574-1577.

李心平. 简简单单的"白色"食品［J］. 中老年保健，2018（10）：36-37.

李艳鸣. 痰湿体质：祛除痰湿要动起来［J］. 家庭医学：下半月，2020（12）：50-51.

李英帅，杨寅，李玲孺，等. 中医体质量表应用中的疑难问题解读［J］. 中医杂志，2015，56（10）：844-846.

林丽洁，黄嘉红，陈珍珍，等. 睡眠-觉醒昼夜节律及中医体质对女性月经周期的影响［J］. 山西中医，2020，36（12）：45-47.

刘国应. 秋食银耳润肺燥［J］. 家庭医学：上半月，2020（8）：39.

刘文先，王晶，林小霞，等. 皮肤老化与睡眠质量相关性研究［J］. 世界睡眠医学杂志，2020，7（5）：764-766.

罗辉，李玲孺，王琦. 气虚质与疾病的相关性：基于332项临床研究的文献计量分析［J］. 天津中医药，2019，36（7）：625-630.

尤昭玲
中医调治女人病

You zhaoling
zhongyi
tiaozhi
nvrenbing

160

马肇禹. "爱情医学"与健康长寿［J］. 家庭中医药，2007，14（11）：51.

任小娟. 中医阴虚体质的理论与实验研究［D］. 北京：北京中医药大学，2008.

石浩，何小娥，丁仁惠，等. 油茶多酚提取物对SD大鼠降血脂和抗氧化作用的影响［J］. 食品研究与开发，2021，42（4）：28-34.

孙婵娟. 按摩两穴位一觉睡到自然醒［J］. 恋爱·婚姻·家庭（养生版），2017（8）：27.

孙健翔，王琦，李玲孺. 阴虚体质理论与科学实证［J］. 天津中医药，2020，37（9）：968-971.

孙鹏程，王济，杨培英，等. 兼夹体质的辨识与干预方法研究［J］. 北京中医药大学学报，2019，42（2）：99-102.

王琦. 9种基本中医体质类型的分类及其诊断表述依据［J］. 北京中医药大学学报，2005，28（4）：1-8.

王琦. 中医体质三论［J］. 北京中医药大学学报，2008，31（10）：653-655.

王琦. 中医体质学研究与应用［M］. 北京：中国中医药出版社，2012.

王琦. 因人制宜中医体质养生［N］. 中国医药报，2021-01-29（3）.

王琦. 中医体质学［M］. 北京：中国中医药出版社，2021.

王琦，骆庆峰. 过敏体质的概念、形成与调控原理［J］. 北京中医药大学学报，2004，27（2）：6-8.

王琦，朱燕波. 中国一般人群中医体质流行病学调查：基于全国9省市21 948例流行病学调查数据［J］. 中华中医药杂志，2009，24（1）：7-12.

吴佩珊，陈洁瑜，李斐，等. 湿热体质与生活方式的相关性探讨［J］. 世界科学技术：中医药现代化，2020，22（7）：2460-2465.

邢天野，林贺，尚晓玲，等. 血瘀体质与冠心病、妇科疾病的关系研究［J］. 吉林中医药，2020，40（6）：735-737.

杨栋峰，陈常莲，童海涛，等. 《中国药膳大辞典》中气虚体质的药膳
　　调养组方规律研究［J］. 中医药导报，2021，27（1）：171-174.

杨吉生. 爱情使人健康长寿［J］. 家庭医学：上半月，2019（3）：
　　47.

叶世泰. 变态反应学［M］. 北京：科学出版社，1998.

佚名. 孕妇多吃海鱼减少早产风险［J］. 中国食品学报，2019，19
　　（4）：154.

佚名. 冬季养生首选红色食物［J］. 师道：人文，2020（12）：63.

张永军. 睡眠时间与高血压相关性的Meta分析［J］. 中国动脉硬化杂
　　志，2019，27（6）：522-527.

赵玺. 高脂肪膳食引发的疾病在临床中的表现：评《油脂营养健康》
　　［J］. 中国油脂，2020，45（10）：145.

赵妍，王小琴. 肥胖/超重人群痰湿质、气虚质影响因素研究［J］. 中
　　国医药导报，2020，17（3）：127-131，154.

朱艳红，白睿敏，蔡艳娜. 不孕症女性心理压力与其心理弹性、生育生
　　活质量的相关性研究［J］. 中国妇幼保健，2020，35（18）：3462-
　　3465.

朱燕波. 中医体质分类判定与兼夹体质的综合评价［J］. 中华中医药
　　杂志，2012，27（1）：37-39.